高血压怎么办？

李荣 / 主编

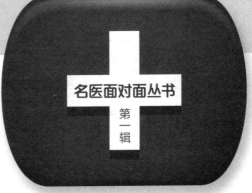

名医面对面丛书

第一辑

U0263169

SPM 南方出版传媒

广东科技出版社 | 全国优秀出版社

·广州·

图书在版编目（CIP）数据

高血压怎么办? / 李荣主编. —广州：广东科技出版社，2018.4（2018.6重印）
（名医面对面丛书. 第一辑）
ISBN 978-7-5359-6865-4

Ⅰ. ①高… Ⅱ. ①李… Ⅲ. ①高血压—防治—问题解答 Ⅳ. ①R544.1-44

中国版本图书馆CIP数据核字（2018）第023457号

高血压怎么办?
Gaoxueya Zenmeban?

责任编辑：丁春玲　马霄行
封面设计：柳国雄
责任校对：蒋鸣亚
责任印制：林记松
出版发行：广东科技出版社
　　　　　（广州市环市东路水荫路11号　邮政编码：510075）
http://www.gdstp.com.cn
E–mail: gdkjyxb@gdstp.com.cn（营销）
E–mail: gdkjzbb@gdstp.com.cn（编务室）
经　　销：广东新华发行集团股份有限公司
排　　版：广州市友间文化传播有限公司
印　　刷：佛山市浩文彩色印刷有限公司
　　　　　（佛山市南海区狮山科技工业园A区　邮政编码：528225）
规　　格：889mm×1 194mm　1/32　印张7.625　字数175千
版　　次：2018年4月第1版
　　　　　2018年6月第2次印刷
定　　价：29.00元

如发现因印装质量问题影响阅读，请与承印厂联系调换。

编委会

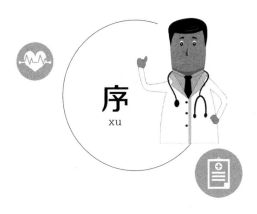

序

xu

改革开放以来，中国保持快速发展，经济总量跃升至世界第二。过去五年，中国以超过10万亿美元的经济体量实现中高速增长，对世界经济平均贡献率达到30%左右。

在"撸起袖子加油干"的当下，全面建设小康社会，实现全民健康是我们一起努力的方向。砥砺奋进的这些年，在快节奏、高强度工作压力下，管理健康显得尤为重要。目前，高血压、糖尿病等慢性非传染性疾病成为威胁民众健康的杀手，这些病呈现"三高三低"的特点：患病率高、致残率高、死亡率高，知晓率低、治疗率低、控制率低。中国人口基数大，高血压、糖尿病患者是庞大的群体，如果不控制好基础病，继发诸多并发症，对患者、家庭、社会、政府而言都是沉重的负担。此外，胃病、甲状腺疾病、颈肩腰腿痛的发病率也呈逐年上升趋势。

　　即使在北京、上海、广州、深圳等经济发达、医疗资源较为集中的地区，即使患者挂号看知名专家，由于时间有限，专家也来不及把更多的健康知识告诉患者，因此患者的健康教育需要在医院以外拓宽更广阔的舞台。广东广播电视台南方生活广播品牌节目《名医面对面》，多年来成为听众信赖、专家认可的节目。近年来，在"互联网+"的大潮下，我们致力打造品牌节目，深耕传统电台节目，2013年打造公益品牌活动：大爱有声"爱心伴你行，百位名医进社区"公益行动，至2017年年底，共举办近两百场公益活动，走进中小学校园、老年大学、社区广场、图书馆甚至水上巴士，把名医服务送到大众身边。同时，在南方生活广播官方微信公众号（SLR936）、触电直播、粤听APP等助力下，打破地域的局限，让节目传播得更远更远。在2017年第四届全国广播电视民生影响力调查中，《名医面对面》获广播时尚生活类型10强品牌栏目称号；大爱有声"爱心伴你行，百位名医进社区"公益行动荣获广播电视品牌活动称号。

　　有人形容"电台节目像一阵风"，可听的节目随风而逝，尤其是中老年人，左耳朵进，右耳朵出，当时道理听得很明白，过了几天，听完也就忘了。如何把专家的专业知识变为可收藏、随时查阅的作品？书籍无疑是最值得信赖的朋友。南方生活广播与广东科技出版社是长期合作的战略合作伙伴，之前紧密合作出版的多套科普丛书，曾获广东省、广州市优秀科普读物奖。此次，我们再度携手，重磅推出《名医面对面》系列丛书，本次出版的是第一辑，共5本。

　　本套丛书的作者，都是临床一线的知名专家，包括：

《糖尿病怎么办？》作者：中山大学附属第三医院内分泌科主任、博士生导师曾龙驿教授；

《甲状腺疾病怎么办？》作者：广东省中医院内分泌科主任魏华教授；

《高血压怎么办？》作者：广州中医药大学第一附属医院心血管科主任李荣教授；

《胃病怎么办？》作者：广州中医药大学博士生导师佘世锋教授；

《颈肩腰腿痛怎么办？》作者：暨南大学附属顺德医院康复科主任尹德铭主任中医师。

以上五位专家，都是深受患者喜爱的好大夫，他们在繁忙的医、教、研工作中，抽出宝贵的时间，用大众容易读懂的通俗笔触，把深奥的医学知识解释清楚明白，把自我健康管理的能力交到患者手中。"授人以鱼不如授人以渔"，希望每位患者都学会管理健康，从容面对压力，掌握好生活节奏，做自己的"保健医生"，把健康牢牢掌握在自己手中。本套丛书的出版，受惠的是广大的患者、听众与读者，在碎片化阅读的当下，让我们一起回归书籍阅读，健康让生活更美好！

全国健康节目金牌主持人

南方生活广播节目部副主任监制、主持人、记者

林伟园

2018年元月

目录
Contents

第一部分

高血压基本常识

1. 人体血压是如何形成的? / 2

2. 人体正常血压是多少? / 6

3. 什么是临界高血压? 临界高血压需要治疗吗? / 9

4. 什么是原发性高血压? / 12

5. 什么是继发性高血压? / 15

6. 原发性高血压与继发性高血压如何区别? / 18

7. 什么是顽固性高血压? / 21

8. 什么样的人群容易得高血压? / 24

9. 什么是高血压危象? / 29

10. 引起高血压的原因有哪些? / 31

11. 老年高血压有什么特点? / 34

12. 高血压的危险分层是怎么回事? / 37

13. 高血压对人体有什么危害? / 40

14. 血压是不是越低越好呢? / 44

15．为什么部分高血压患者会脸红？ / 46

16．不同时间测得的血压为什么会不同？ / 48

17．血压波动大有什么危害？应如何预防？ / 53

18．避孕药会导致血压升高吗？ / 58

19．高血压患者可以怀孕吗？ / 60

20．"白大衣高血压"是怎么回事？需要治疗吗？ / 62

21．隐匿性高血压是怎么回事？需要治疗吗？ / 65

22．什么是H型高血压？同型半胱氨酸是什么？ / 67

23．"全国高血压日"是哪天？ / 69

24．与血压相关的医学术语有哪些？ / 70

高血压的检查与诊断

1．如何诊断原发性高血压？ / 74

2．头痛、头晕一定是高血压吗？ / 76

3．高血压有哪些症状？ / 78

4．高血压患者需要做哪些检查？ / 81

5．高血压患者为什么要抽血做生化及高血压五项
　检查？ / 84

6．高血压患者为什么要抽血做内分泌方面和激素
　水平检查？ / 86

7．高血压患者为什么要做心电图、超声心动图？ / 87

8．高血压患者为什么要做胸部X线检查？ / 89

9．高血压患者为什么要做肾动脉彩超？ / 90

10．高血压患者为什么要做24小时动态血压检查？ / 92

11．高血压患者为什么要重视家庭血压自测？ / 95

12．高血压患者如何在家正确测量血压？ / 97

13．左右手臂测血压有什么差别吗？ / 99

14．电子血压计和水银血压计哪个更好？ / 102

第三部分

高血压的治疗

1．血压升高了，一定要吃降压药吗？ / 106

2．降压药应该怎么服用？服用多久？漏服了
　　怎么办？ / 107

3．血压高，自己买点儿药吃行不行？ / 110

4．高血压常用的治疗方案是怎样的？ / 111

5．常用降压药有哪些？降压药是不是越贵越好？ / 112

6．单片复方制剂降压好吗？ / 115

7．高血压可以根治吗？ / 116

8．血压不高了，是否还要服用降压药？ / 118

9．高血压患者血压降至正常了，反而感觉不舒服是
　　怎么回事？ / 119

10．无症状性高血压需要服药吗？ / 121

11．利尿药有什么不良反应？ / 122

12．钙通道阻滞药有什么不良反应？ / 124

13．β受体阻滞剂有什么不良反应？ / 126

14．血管紧张素转化酶抑制药有什么不良反应？ / 129

15．血管紧张素受体拮抗药有什么不良反应？ / 131

16．为什么降压治疗主张"早达标"？ / 133

17．患了高血压，是不是降压越快越好？ / 135

18．遵医嘱服药血压仍控制不好是怎么回事？ / 137

19．高血压患者都要服用阿司匹林吗？ / 139

20．高血压患者需要降脂治疗吗？ / 141

21．中医治疗高血压有哪些优势？ / 143

22．中医有哪些外治法可以协同降压？ / 145

23．血压突然升高了，怎么办？ / 148

24．舒张压高，怎么办？ / 150

25．脉压差特别大怎么办？对人体有什么影响？ / 151

26．高血压合并糖尿病如何降压？ / 153

27．高血压合并肾病如何降压？ / 155

28．高血压合并脑卒中如何降压？ / 157

29．高血压合并冠心病如何降压？ / 159

30．妊娠高血压综合征如何治疗？ / 161

31．儿童高血压如何治疗？ / 164

32．高血压患者可以只服用中药来控制血压吗？ / 166

33．哪些高血压患者需要手术治疗？ / 168

第四部分

高血压的康复与保健

1．高血压患者如何运动？ / 172

2．高血压患者如何饮食？ / 175

3．睡眠对高血压有何影响？ / 178

4．高血压患者需要戒烟吗？ / 181

5．高血压患者可以喝酒吗？ / 183

6．是否可以只靠控制饮食和适当运动降压，不用降压药
　　或者停服降压药？ / 185

7．肥胖与高血压有关吗？ / 187

8．盐与高血压有关吗？ / 189

9．茶叶能代替降压药物吗？ / 191

10．高血压患者吃哪些蔬菜有助于降压？ / 193

11．高血压患者吃哪些水果有助于降压？ / 196

12．高血压患者饮什么汤有助于降压？ / 200

13．哪些中药煲粥有助于降压？ / 203

14．老年高血压患者降压应注意哪些问题？ / 207

15．女性更年期血压升高如何调养？ / 209

16．高血压患者如何根据季节不同进行调护？ / 211

17．高血压患者能献血吗？ / 213

18．高血压患者可以泡温泉吗？ / 214

19．高血压会遗传吗？ / 216

20．浴足可以帮助降压吗？ / 217

21．针灸可以帮助降压吗？ / 219

22．耳穴压豆可以帮助降压吗？ / 221

23．药枕可以帮助降压吗？ / 223

24．高血压患者如何预防中风？ / 225

25．高血压患者如何预防心肌梗死？ / 228

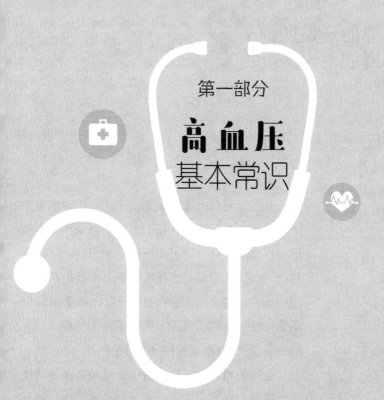

第一部分

高血压
基本常识

1.

人体血压是如何
形成的

?

　　血压，是指血液在血管内流动时，对血管壁产生的侧压力。当然，我们平时是感受不到血液压力存在的，只有通过血压计的测量，才能知道自己的血压是否维持在正常水平。而我们平时所说的血压，指的是动脉内的压力，通常国内以毫米汞柱为单位，国际上则以千帕为单位，两者的换算公式为1毫米汞柱=0.133千帕。

　　血压的相对稳定是维持生命的重要条件，维持血压的相对稳定需要有正常的心脏泵血功能及动静脉管道系统的畅通。每个人的心脏不超过自己的拳头大小，别看它块头小，工作可不同寻常，正常心脏平均每天跳动10万次左右，可泵出超过7000升的血液，血流行程可达5万千米。

为了完成心脏的泵血功能，心脏分为四个腔室，包括右心房、右心室、左心房、左心室。富含二氧化碳的静脉血从身体各组织器官的静脉系统，经过右心房流入右心室，右心室的静脉血在心肌收缩作用下通过肺动脉入肺。在肺中，血液完成二氧化碳与氧气的气体交换，富含氧气的动脉血通过肺静脉流入左心房，经左心房流入左心室。当左心室心肌收缩时，富含氧气的动脉血被射入主动脉，并通过像树枝一样的大、中、小各级动脉分支，流到全身各处组织，以满足组织代谢所需。组织代谢过程所产生的二氧化碳等代谢产物，经过小、中、大各级静脉分支又被带回右心

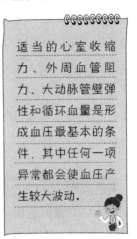

适当的心室收缩力、外周血管阻力、大动脉管壁弹性和循环血量是形成血压最基本的条件，其中任何一项异常都会使血压产生较大波动。

房。血液这种周而复始的运动称为血液循环，而驱动血液循环的动力就是血压。

血液对血管壁的压力，犹如水对水管的压力。管道自来水的压力取决于水的容量、泵水的动力和水管的粗细，水管里水越多，泵水动力越大，水管越细，水对水管壁的压力就越大，反之压力越小。血压也是如此，心室收缩力和外周血管阻力是形成血压的基本因素，大动脉管壁的弹性是维持舒张压的重要条件，充足的循环血量是形成血压的重要因素。

（1）心室收缩力

心室收缩射血时产生的动力，即心室收缩射血时血液对管壁产生的侧压力，是动脉压力的直接来源。如果心脏停止跳动，心

室停止收缩，也就不能形成血压。

（2）外周血管阻力

当血液在血管内流动时，血液有形成分之间及血液与血管之间的摩擦会产生一定的阻力。在大动脉内，血流阻力很小，但小动脉内的阻力却相当大，约占全身血液循环阻力的一半。所以，每次心室收缩射入主动脉的血液不可能立即全部通过小动脉，而是有一部分留在动脉系统内，以充满和压迫动脉壁，从而形成动脉血压。可见，心室收缩射血和外周阻力是形成动脉血压的基本因素。

（3）大动脉管壁弹性

当心室收缩射血时，由于外周阻力的存在，大动脉内的血液不可能全部一下子流走，于是剩余血液的压力会将管壁的弹力纤维拉长，大动脉管腔随之扩大，贮留一部分血液；心脏舒张时，射血停止，大动脉管壁的弹性纤维回缩，管腔缩窄，形成新的压力，继续推动血液向前流动，从而保持一定的舒张压。由此可见，心脏舒张期推动血流前进的根本动力，实质上还是来自于心室收缩时产生的压力，而大动脉管壁的弹性回缩则是维持舒张压的重要因素。

（4）充足的循环血量

如果循环血量不足，血管壁处于塌陷状态，便失去了形成血压的基础。比如我们常说的失血性休克，就是血容量不足导致的血压降低。

由此可见，适当的心室收缩力、外周血管阻力、大动脉管壁弹性和循环血量是形成血压最基本的条件，其中任何一项的异常都会使血压产生较大波动，从而影响机体的正常活动，严重者可危及生命。

2.
人体正常血压是多少 ?

　　在每一次收缩与舒张的心动周期中，血压是不断变化的。当心室收缩射血时，动脉血压升高，在心室收缩期中所达到的最高血压值，称为收缩压。在安静状态下，我国正常成年人的收缩压为90～139毫米汞柱。在心室舒张时，动脉血压降低，在心室舒张末期血压下降达到的最低值，称为舒张压，我国正常成年人的舒张压为60～89毫米汞柱。在记录时，以一条斜线将收缩压和舒张压分开，如110/70毫米汞柱即指收缩压110毫米汞柱，舒张压70毫米汞柱。

　　目前，我国的血压水平规定如下表所示：

分级	收缩压		舒张压
正常血压	<120	和	<80
正常高值血压	120～139	和（或）	80～89
高血压	≥140	和（或）	≥90
1级高血压（轻度）	140～159	和（或）	90～99
2级高血压（中度）	160～179	和（或）	100～109
3级高血压（重度）	≥180	和（或）	≥110
单纯收缩期高血压	≥140	和	<90

注：当收缩压和舒张压分属于不同级别时，以较高的分级为准。

　　收缩压与舒张压之差，称为脉压差（简称"脉压"），故脉压=收缩压-舒张压，正常成年人脉压差为30～40毫米汞柱。

　　平均动脉压（简称"平均压"）是指心脏在整个心动周期中给予动脉内血液的平均推动力。由于每个心动周期中收缩期短于舒张期，即在一个心动周期中，血压处于舒张期低水平的时间较长，以至于平均动脉压的数值并不是收缩压和舒张压的简单平均数，而是更加接近于舒张压。因收缩期约占整个心动周期的1/3，故平均动脉压=1/3收缩压+2/3舒张压。平均动脉压相当于一个心动周期中持续推动血液流动的压力，故能比较准确地反映心室射血所提供的推动力。其正常值大约是81.3毫米汞柱。平均动脉压的概念近年来越来越受到重视，特别是在降压机制与降压疗效研究方面的重要性已渐被人们认知。

　　正常人的动脉血压是相对稳定的，但也经常在一定范围内波动。下面列举几种常见的引起血压波动的情况。

（1）每日24小时内血压会有所波动

每日夜间睡眠时血压降至最低点，醒来后血压可以上升19.5毫米汞柱左右，起床走动时血压可进一步升高。每日上午6—8点时，血压升高至第一个高峰，然后血压持续波动在较高水平，至下午4—6点出现第二个高峰，以后逐渐下降，每日最高血压与最低血压间差值可达到40毫米汞柱。这种昼夜24小时的血压波动，主要与人体血浆中去甲肾上腺素水平的变动及压力感受器的敏感性有关。血浆中去甲肾上腺素水平与血压波动幅度是平行的，但是压力感受器敏感性高，当神经受到抑制时，压力感受器敏感性会降低，调节血压波动的能力就会减弱，血压波动的幅度就会增大，如老年人由于压力感受器的敏感性较低，血压的波动幅度较大。

（2）一年四季内人体血压会因外界环境的变化而有所波动

夏季炎热，人体出汗较多，血容量减少而血液黏滞度增加，炎热还会使皮肤表面血管扩张以增加散热，导致有效循环血量相对不足而易出现血压偏低。冬季寒冷，交感神经兴奋，儿茶酚胺分泌增多，使得小血管收缩而外周阻力增加，导致血压升高。春秋季气温变化较大，气温低时血管收缩，气温高时血管扩张，从而使得血压随之产生波动。

（3）影响血压波动的其他

血压可因吸烟、喝酒、喝咖啡及睡眠和情绪等因素的影响而引起一时性的改变，所以测量血压时应尽量避免上述因素的干扰。

3.

什么是临界高血压？临界
高血压需要治疗吗 **?**

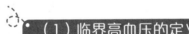

（1）临界高血压的定义

　　临界高血压也称边缘型高血压，按1999年2月出版的WHO/ISH高血压治疗指南定义，临界高血压是指未服用降血压药的情况下，收缩压为140～149毫米汞柱，舒张压为90～94毫米汞柱，并将临界高血压列为高血压1级亚组。临界高血压者的特点是血压稍偏高，各重要器官，如心、脑、肾无器质性损害，但易发展成高血压。临床观察表明，临界高血压者约有71.5%的人易发展成高血压，而恢复正常者只有11.1%。其脑出血、脑血栓、冠心病等并发症及死亡率与高血压患者相近，且明显高于正常人。由于它早期没有器质性损害，又缺乏特异症状和体征，所以极易被忽视。

●（2）轻型高血压与临界高血压

轻型高血压与临界高血压之间没有本质的不同，它们都是稳定性（持续性）高血压发展过程中的不同阶段。临床上常将临界高血压和轻型高血压统称为临界轻型高血压，主要是指患者的血压有时升高，有时又在正常范围之内，又可称为一过性高血压或高血压前期。世界卫生组织规定舒张压在90～104毫米汞柱（12.0～13.9千帕），无靶器官损害者，即可诊断为轻型高血压。由此可见，临界高血压与轻型高血压有部分重叠，故两者统称为临界轻型高血压。

●（3）临界轻型高血压的治疗

据统计，临界轻型高血压患者约占高血压患者总数的3/4，并且未经系统治疗者病情进一步发展演变，常可出现靶器官的损害。舒张压大于95毫米汞柱（12.7千帕）者，靶器官损害的发生率至少是血压正常者的2倍，也就是说尽管临界轻型高血压靶器官损害轻微，但是因其占高血压总数的比例相当高，所以对人群的危害远远超过了中、重度高血压。有学者经过研究指出，虽然临界轻型高血压症状及体征较轻，但是因其并发心血管疾病的危险性较高，所以对其治疗对于人体健康来说肯定是有益的。然而由于药物副作用及患者的精神与经济负担等原因，有人对药物治疗临界轻型高血压提出了异议。因此，越来越多的学者提出了非药物治疗高血压的概念。所谓非药物治疗，即是不用药物而达到治疗目的的治疗方法，已有大量充分的证据证明，应用多种非药物治疗措施治疗高血压是有效的。比如我们可以通过减轻体重、限盐、限酒、调整饮食、体育锻炼、针灸、按摩、磁疗、音乐治疗、环境治疗、行为治疗、精神放松、肌肉放松等措施调控血压，使其保持在理想范围。目前，非药物治疗已成为治疗临界轻型高血压的首选方法和治疗高血压常用的辅助疗法。

4.

什么是原发性高血压

（1）原发性高血压的定义

原发性高血压，又称高血压病，即找不到特定原发疾病或者原发疾病不明确的高血压，是一种常见的、多发的疾病，占高血压总人数的95%。《内科学》第九版对于原发性高血压的定义如下：18岁以上的成年人，在排除继发性高血压后，在未使用降压药的情况下，非同日3次测量血压，收缩压≥140毫米汞柱和（或）舒张压≥90毫米汞柱。在临床上则指以持续性血压升高为主要表现的一种独立的慢性全身性疾病，常伴有心脏、大脑、肾脏、血管等器官或组织生理或病理性的异常。这部分患者的特点是起病缓慢，早期常无症状，多年来自觉良好，偶尔在体检时发现血压升高，少数患者则在发生心、脑、肾等并发症后才发现，发病年龄以中老年居多，具有遗传倾向。

（2）高血压的发病率越来越高，危害越来越大

高血压是最常见的心脑血管疾病，其发病率高，且随年龄的增长而逐渐增多，多见于中老年人群，男性常多于女性。西方国家患病率明显高于我国。美国弗明翰心脏病流行病学研究所提出，在55岁血压正常的人群中，有90%的人以后会发展成为高血压患者，在美国，每3个人中就有一个高血压患者。在我国，近50年来高血压的患病率有明显上升趋势，2006年中国心血管病报告估算，当时高血压患者为2亿，每年新增加1000万高血压患者。《中国高血压防治指南2010》指出，根据估算，我国每10个成年人中就有2人患高血压。而据世界卫生组织预测，至2020年，非传染性疾病将占我国死亡原因的79%，其中心脑血管疾病将占首位，可见高血压已成为全球范围内的重大公共卫生问题。

原发性高血压的定义如下：18岁以上的成年人，在排除继发性高血压后，在未使用降压药的情况下，非同日3次测量血压，收缩压≥140毫米汞柱和（或）舒张压≥90毫米汞柱。

要想将血压控制在理想水平，不是一朝一夕就可完成的，需要患者配合医生从各个方面整体地、长期地进行调控。

如不采取有效措施，预计未来10年，我国成人高血压患病率将继续增加，甚至超过30%。

（3）高血压的症状

从高血压的表现来看，早期往往症状不明显，有的甚至没有任何感觉，一般情况下患者可有头痛、头晕或胸闷、心悸等症状，头痛以后项部发紧不适或疼痛、后枕部或颞部搏动感为特点。还有的表现为神经精神症状，如失眠、记忆力下降、注意力不集中、耳鸣、情绪易波动或发怒等。当血压急剧升高时，可出现剧烈头痛、恶心呕吐，甚至发生晕厥。随着病情的发展，逐渐出现以心、脑、肾等脏器损害为主的并发症，如冠心病、脑动脉硬化、脑血管意外、肾动脉硬化等一系列疾病。值得注意的是，头痛等症状与血压的高低未必成正比，有的患者血压很高也没有症状，有的患者血压轻度升高就有明显症状，所以不能根据头痛等症状的严重程度来判断血压的高低。高血压如果能早发现、早治疗，对于控制病情和延长寿命将有很大的意义。

（4）高血压的发病原因

现代医学研究发现，血压升高是由于血流动力学平衡失调所致，而维持血流动力学平衡的重要因素就是血管的反应性。高血压患者的血管呈高反应状态，因而会引起全身小动脉痉挛，使外周阻力增加，而此时心脏泵血动力未能相应降低，故会导致高血压的发生。目前高血压的发病机制尚不完全明确，主要有神经学说、肾源学说、内分泌学说等发病理论，目前大体认为可能是各种复杂因素综合导致的。所以要想将血压控制在理想水平，不是一朝一夕就可完成的，需要患者配合医生从各个方面整体地、长期地进行调控。

5.
什么是继发性高血压

继发性高血压是指继发于其他疾病的高血压，有明确而独立的病因，是某些原发疾病的一个临床表现，也就是人们常说的"症状性高血压"，此类高血压只占高血压总人数的5%。继发性血压升高可见于多种原发疾病，如急慢性肾脏疾病、内分泌疾病、血管性疾病、颅脑疾病及妊娠中毒症等。

（1）肾性疾病

因各种肾脏病变引起的血压升高称为肾性高血压。肾性高血压的发生主要是由于肾脏实质性的损害和肾血流量的减少。

🩺 肾实质性病变

如急性和慢性肾小球肾炎、肾盂肾炎、多囊肾、肾结核、肾结石、肾肿瘤、先天性肾脏病变、继发性的肾病变等，造成肾实质性损害，引起缺血，导致高血压。

🩺 肾血管性病变

如肾动脉和肾静脉狭窄阻塞（狭窄阻塞的原因包括先天性畸形、动脉硬化、炎症、血栓、肾蒂扭伤等），特别是肾动脉狭窄可引起肾缺血而使血压增高。

🩺 肾周围病变

如炎症、脓肿、肿瘤、创伤、出血等，通过诱发肾实质性或者肾血管性病变进而导致血压增高。

肾性高血压是继发性高血压中最常见、发病率最高的一种，占肾脏疾病的19.6%～57.7%，其中肾实质性高血压占成年人高血压的2%～4%，肾血管性高血压占成年人高血压的2%左右。

（2）内分泌性疾病

如皮质醇增多症（库欣综合征）、嗜铬细胞瘤、原发性醛固酮增多症、甲状腺功能亢进症、垂体前叶功能亢进、绝经期综合征和女性长期口服避孕药等，伴有血压升高者并不少见。

> 继发性高血压是指继发于其他疾病的高血压。有明确而独立的病因，是某些原发疾病的一个临床表现，也就是人们常说的"症状性高血压"。
>
> 继发性高血压主要见于急慢性肾脏疾病、内分泌疾病、血管性疾病、颅脑疾病及妊娠中毒症等。

（3）血管性疾病

如先天性主动脉缩窄或大动脉炎引起的降主动脉或腹主动脉狭窄等，临床表现为上肢血压高，而下肢血压则不高或降低，可出现脉搏减弱或消失，以及因缺血而乏力等一系列症状。此外，主动脉粥样硬化时，由于主动脉壁的弹性减弱，所以亦会表现为以收缩压升高为主的高血压。

（4）颅脑疾病

颅内肿瘤、脑炎、颅脑创伤等引起颅内压增高者均可引起高血压，因其有明显的神经系统症状，故诊断一般不难。

（5）妊娠中毒症

妊娠期发生和发展起来的高血压称为妊娠高血压，包括先兆子痫高血压（又称妊娠中毒性高血压）、慢性高血压（多来源于原发性或肾性高血压）和先兆子痫（也叫子痫前期）合并慢性高血压。其中妊娠中毒性高血压是妊娠期特发的高血压，多发生在妊娠的后期，伴有蛋白尿和（或）水肿，主要是由于胎盘组织供血绝对减少（因血液循环障碍）和（或）相对减少（因胎盘组织增大）从而导致胎盘缺血，进而导致血压升高。

在上述疾病中，高血压只是原发疾病的诸多临床表现之一。如果原发疾病能够被治愈，高血压症状也将随之消失；相反，如果原发疾病没有被治好，则高血压的症状将持续存在，长此以往会对人体健康造成很大的危害。

6.
原发性高血压与继发性高血压如何区别 ?

继发性高血压仅仅是某些疾病诸多的临床表现之一，可见于多种原发疾病，而原发性高血压，也就是我们常说的高血压病，是一种病因尚未完全明确的独立疾病，其病因与引起继发性高血压的原发疾病没有特定联系。

原发性高血压与继发性高血压的病因病理不同，治疗原则也不同。原发性高血压只有积极治疗高血压，才能有效防止并发症；而继发性高血压首先应该治疗导致高血压的原发疾病，才能有效控制高血压的发展，仅用降压药控制血压是难以见效的。

在临床上，当遇到血压高的患者时，必须首

先排除各种原因引起的继发性高血压的可能性，然后才能确立高血压的诊断。因为有些继发性高血压是可以治愈的，当原发疾病治愈后，其高血压症状也会随之消失，故鉴别继发性高血压和原发性高血压对及时正确治疗高血压有重要意义。

（1）肾性高血压的鉴别

肾性高血压在儿童及青年中多见，多无家族史，症状方面先有尿的变化，后有高血压，降压药物治疗效果欠佳。

（2）内分泌性高血压的鉴别

内分泌性高血压表现复杂多样，应用常规降压药物治疗效果欠佳，必须由医生进行诊断和治疗。

（3）血管性高血压的鉴别

血管性高血压临床可表现为上肢血压高，而下肢血压不高或降低，可有脉搏减弱或消失，以及因缺血而乏力等一系列症状。主动脉粥样硬化时，会出现以收缩压升高为主的高血压。此类继发性高血压可通过血管造影或彩超检查确诊。

（4）颅脑疾病所致高血压的鉴别

颅脑疾病所致高血压有明显的神经系统症状，通过体格检查和颅脑CT、MRI等排查，不难明确诊断。

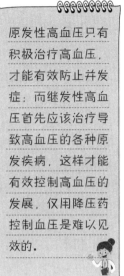

原发性高血压只有积极治疗高血压，才能有效防止并发症；而继发性高血压首先应该治疗导致高血压的各种原发疾病，这样才能有效控制高血压的发展，仅用降压药控制血压是难以见效的。

（5）妊娠中毒性高血压的鉴别

妊娠中毒性高血压多数发生在妊娠20周或产后两周，发病人数约占所有孕妇的5%。其中一部分患者还伴有蛋白尿或水肿，病情严重者会产生头痛、视力模糊、上腹痛等症状。若没有适当治疗，可能会引起全身性痉挛甚至昏迷。按照我国的诊断标准，收缩压≥130毫米汞柱（17.3千帕），舒张压≥90毫米汞柱（12.0千帕），或较孕前增加30/15毫米汞柱（4/2千帕），即可确诊为该病。但对于原来就有高血压病、肾炎等疾病的妊娠高血压综合征患者，应注意鉴别。

7.

什么是顽固性高血压

多数高血压患者经过药物治疗后，血压可以控制在较为满意的水平，而少数患者在改善生活方式的基础上，足量且合理联合应用三种降压药物（包括利尿药）后，血压仍在140/90毫米汞柱之上，或至少需要4种药物才能使血压达标，这种情况称为顽固性高血压（也叫难治性高血压）。该类患者占高血压患者的15%～20%。顽固性高血压的病因比较复杂，一般认为有以下几方面原因。

（1）用药不当

患者顺从性差（未坚持服药）、降压药物

选择不当（剂量偏低、联合用药不够合理），以及仍在应用拮抗降压的药物（如口服避孕药、肾上腺类固醇类、可卡因、甘草、麻黄等）往往是高血压久治不降的原因，所以高血压患者要注意联合用药。同时，还应注意坚持用药，既不可见好就停药，也不可因久治血压不降而放弃治疗，顽固性高血压患者往往要终生服药。

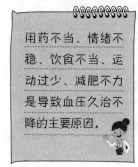

用药不当、情绪不稳、饮食不当、运动过少、减肥不力是导致血压久治不降的主要原因。

（2）情绪不稳

血压升高与精神状态不佳有密切关系，因为情绪不稳可使交感神经处于紧张状态、体内儿茶酚胺类物质分泌增多，导致血管处于收缩状态，进而造成血压久治不降。所以，高血压患者要注意自我调节，保持心情愉快，克服急躁情绪。

（3）饮食不当

有些高血压患者患病后不注意控制饮食，胡吃海喝，烟、酒、糖、肥肉、动物内脏等一概不忌，造成动脉硬化加重，影响血管弹性，导致血管痉挛，从而使血压居高难下。

（4）运动过少

一些高血压患者不爱活动，运动量过小，吃了睡、睡了吃，单纯依靠药物降压，血压常久治不降，因此，高血压患者应加强体育锻炼。体育锻炼不仅可降压，还能除脂减肥，调节心理平衡，改善精神紧张状态。

（5）减肥不力

对于肥胖的高血压患者，其肥胖程度往往与血压升高呈平行关系，此类高血压患者如果单纯依靠降压药物治疗，而不减轻体重，则血压下降往往不理想，所以，这类患者除坚持降压治疗外，还应注意减肥。

只要找出导致血压不降的原因，针对不同的原因进行合理的药物与非药物综合治疗，久治不降的血压大多数能够得到改善。对于顽固性高血压，目前多主张联合用药。一般首选钙拮抗剂（地平类），此类药物的特点是作用持久，副作用小，疗效可靠。治疗中若血压下降不理想，动脉硬化较重，脉压较大，则可加用血管紧张素转化酶抑制剂（普利类）或血管紧张素受体Ⅱ拮抗剂（沙坦类），同时添加血管软化药物。如果心率快，则应加β受体阻滞剂（洛尔类）；若舒张压高、脉压小、体胖，则应加用利尿药（噻嗪类），但要注意保持电解质平衡，必要时需要补钾。同时临床上常加用调脂药物，以辅助治疗，改善血液循环。具体药物需要在医生指导下使用。

8.

什么样的人群容易
得高血压

相关调查研究发现，我国的高血压发病人群具有
以下特点：

（1）有高血压家族史者高于无高血压家族史者

根据研究，父母血压都正常者，其子女只有3%
的概率患高血压；双亲中有一人患高血压，其子女有
28%的概率患高血压；如果父母均患高血压，则其子
女有半数以上患高血压。但在过继子女家庭却不存在
这种现象，而且孪生兄弟或姐妹之间血压非常接近，
这在单卵双生子中更加明显。在动物实验研究方面，
人们已成功地建立了遗传高血压大鼠株，繁殖几代后
几乎100%发生高血压，尤其是自发性高血压大鼠与人

类高血压有许多相似之处。这些事实证明，高血压具有遗传性。

（2）高盐饮食者高于低盐饮食者

食盐的主要成分是氯化钠，它是人们日常生活中不可缺少的物质，也是维持人体生命活动所必需的物质。但是，许多研究资料均显示，盐的摄入量与高血压呈正相关，有数据显示食盐摄入较多的人群中约有20%的人会得高血压，这部分人被称为盐敏感者，目前在人群中还无法区分盐敏感者及不敏感者。

有高血压家族史、高盐饮食、有烟酒不良嗜好、身体超重、精神长期紧张、性格极端，以及有高脂血症、糖尿病等基础疾病的人群都是高血压的易发人群。

在医学上，食盐与高血压的关系如下：钠离子与氯离子多存在于细胞外液中，钾离子多存在于细胞内液中，正常情况下可以维持平衡。当摄入过多食盐时，细胞外液中的钠离子与氯离子增多，使得细胞外液的渗透压增大，水分从细胞内液渗透入细胞外液以维持细胞内外渗透压平衡，引起细胞外液增多，造成水和钠潴留，血容量增多，进而回心血量、心室充盈量和输出量都相应增加，血压因此升高。同时，细胞外液中钠离子增多，细胞内外钠离子浓度梯度加大，在细胞膜离子通道作用下，钠离子从细胞外扩散入细胞内，使得细胞内液中钠离子增多以维持平衡，随之出现细胞肿胀。小动脉壁平滑肌细胞肿胀后，一方面可使小动脉管腔变窄，加大外周血管阻力，导致血压升高；另一方面，可使小动脉壁对血液中缩血管物质的反应性增加，引起小动脉痉挛，亦可使外周血管阻力增加，血压升高。

（3）有烟酒嗜好者高于无烟酒嗜好者

研究发现，饮酒的量与血压水平呈正相关，尤其以升高收缩压较为明显。饮酒使血压升高与酒精引起交感神经兴奋、心脏输出量增加，以及间接引起肾素等其他缩血管物质的释放增加有关。

许多研究结果表明，吸烟可以引起正常人血压升高、心率加快。在未治疗且无明显心、脑、肾并发症的男性原发性高血压患者中，吸烟者24小时白昼、夜间的收缩压和舒张压均高于不吸烟者，并且有夜间血压不降低的规律。吸烟会引起血压升高，目前认为主要是因为烟草中的尼古丁能刺激心脏和肾上腺释放大量的儿茶酚胺，使心跳加快，血管收缩，血压升高。同时吸烟对脂质代谢也有影响，能使血胆固醇、低密度脂蛋白升高，高密度脂蛋白下降，导致动脉粥样硬化的进程加快，容易发生急进性恶性高血压、蛛网膜下腔出血和冠心病、心肌梗死等疾病。

（4）超重者高于正常体重者

据统计，肥胖者患高血压的概率是体重正常者的2～3倍，而且实际上，不少高血压患者虽然看上去并不肥胖，但体重也超过了正常标准。肥胖者患高血压的原因目前尚未完全明了。有专家认为，这可能与肥胖者常伴有高胰岛素血症有关。因为高胰岛素血症可致水钠潴留，血容量增加，心输出量增多，从而使血压增高。超重者大多食欲较好，且往往进食的热量较高，而过多的碳水化合物可引起交感神经兴奋，导致血压升高。此外，因肥胖者体内脂类物质增多，血管壁上也容易发生脂类物质堆积，造成动脉硬化，血管弹性减退，阻力增加，也会诱发高血压。

（5）长期从事精神紧张工作者高于其他工作者

研究发现，从事精神紧张度较高职业的人员（如司机、会计、统计人员、教师、医生等），其高血压的患病率比精神紧张度较低职业的人员（如农民、图书管理员等）高，这与其工作需要注意力持续性高度集中有密切关系。长期的精神紧张，包括因精神紧张而产生的不良情绪，反复长期地作用于大脑皮层，形成持久的兴奋灶，破坏了兴奋与抑制的平衡，使皮层对于下丘脑和延髓等处血管运动中枢的调节失度，收缩血管的神经冲动处于优势，引起全身的小动脉收缩，外周阻力增大，血压升高。

总而言之，不良的精神状态通过神经体液调节可以使得血压慢性升高。当然，不光是工作，其他诸如人际关系的障碍、家庭的不和等任何可以诱发不良精神状态的因素，都有可能使血压慢性甚至急性升高，因此生活中应该尽量避免。

（6）性格偏激者高于性格温和者

研究发现，个性过强、容易激动、遇事急躁、难以自抑、过分自负、刻板固执、多疑多虑、个性乖张、长期压抑的人，常常体内代谢失调、生理功能紊乱甚至罹患高血压。因为此类性格常会使人产生不良情绪，人在情绪改变时，大脑皮质和丘脑下部兴奋性增高，激活了肾素-血管紧张素-醛固酮系统，使体内产生一些特殊物质（如肾上腺素、血管紧张素等），进而使血管痉挛，导致血压升高。

此外，临床研究还发现有高脂血症、糖尿病等基础疾病的患者高血压发病率明显高于正常人。临床发现，许多高脂血症患者常伴合并高血压，具体机制可能与高脂血症患者血液黏稠度增高、血流动力学改变、外周阻力增高有关。糖尿病患者高血压的发病率为非糖尿病患者的两倍，这是由于糖代谢紊乱可加速肾动脉和全身小动脉硬化，使外周阻力增加，血压升高。同时，高血糖可使血容量增加，肾脏超负荷，水钠潴留，最终也会引起血压升高。

综上可见，有高血压家族史、高盐饮食、有烟酒不良嗜好、身体超重、精神长期紧张、性格极端，以及有高脂血症、糖尿病等基础疾病的人群都是高血压的易发人群，这些人群应该尽量避免或者减少相应因素的影响，降低高血压的病发率，进而提高自身生活质量。

9.

什么是高血压危象？

　　高血压危象是一种特殊的临床现象，它是在高血压基础上，某些诱因使周围小动脉发生暂时性强烈痉挛，引起血压进一步急剧升高（达到200/120毫米汞柱以上）而出现的一系列病情恶化的表现，可在短时间内发生不可逆性器官损害，是一种致命性的临床综合征。高血压危象可发生在各级缓进型高血压患者，亦可见于各种急进型高血压。临床表现为突然头痛、头晕、视物不清或失明，恶心、呕吐、心慌、气短、面色苍白或潮红、两手抖动、烦躁不安，严重的可出现暂时性瘫痪、失语、心绞痛、尿混浊，更重的则出现抽搐、昏迷。高血压危象患者发病多出现在公共场所或家中，时间对于高血压危象患者的救治至关重要，尤其是独居患者，一般情况下，患者需在半小时至一小时之内将血压降至安全水平才不会危及生命，但同时应防止血压下降过快或过度引起局部或全身血流量灌注不足。其病情凶险，如抢救措施不力，可导致死亡。当高血压危象患者紧急降压，血压达到安全水平后，应坚持服用药物，不可中断用药，并应经常到医院监测血压变化，及时调整药物剂量。

10.

引起高血压的原因有哪些

高血压是由多种因素综合作用导致的，下列因素与高血压有较为密切的关系。

（1）年龄

随着年龄的增加，血压也呈增高趋势。总体来说，年龄每增加10岁，发生高血压的相对危险性就会增加29.3%～42.5%，所以，年龄越大越要重视血压，要经常体检，平常注意生活规律。

（2）性别

35岁之前，我国男性高血压患病率略高于女性，35岁之后则女性的高血压患病率明显高于男性，其原因可能与妇女妊娠次数和雌激素水平等有关，具体原因有待进一步探讨。

（3）体重

研究证明，超重或肥胖是血压升高的重要因素，不论是儿童还是成人，也不论是在发达国家还是发展中国家，体重与血压水平都呈显著正相关。对于肥胖的高血压患者，一般随着体重的下降血压也会跟着下降。

（4）遗传

高血压具有遗传性，但也并非父母有高血压，子女就必定有高血压。在遗传不可改变的情况下，父母有高血压的人，更应该注意其他可能引起血压升高的因素，但也不必因此而焦虑。

（5）精神

长期精神紧张、情绪烦躁都可能导致高血压的发生。因此，保持愉悦的心情、宽阔的胸怀对高血压的预防显得尤为重要。

（6）饮食

盐摄入过多，会造成血管内壁肿胀，而且会改变血压昼高夜低的规律，变成昼高夜也高，所以平常要养成少盐的饮食习惯，中国膳食指南要求一个人每天摄入盐不超过6克。此外，钾和钙摄入过低，优质蛋白质摄入不足，也被认为是血压升高的因素之一，因此要多食用含钾量高的蔬菜和水果，减少脂肪的摄入，摄入适量的膳食纤维。

（7）烟酒

吸烟和大量饮酒可导致血压升高，所以在高血压的防治过程中要大力宣传戒烟和控制饮酒。

（8）药物

女用避孕药、激素（强的松、地塞米松等）、部分消炎止痛药（如消炎痛）等均有升压作用，因此，高血压患者在使用上述药物时应注意。

11. 老年高血压有什么特点

年龄在65岁以上，血压持续升高或非同日三次以上测得坐位收缩压≥140毫米汞柱和（或）舒张压≥90毫米汞柱，可定义为老年高血压。

老年高血压大多是由动脉粥样硬化导致大动脉血管弹性明显减退而产生的。据报道，老年高血压并发症的发生率和死亡率均高于低龄组高血压者或者同龄组非高血压者。一般来说，老年高血压具有以下特征：

（1）收缩压升高明显

随着年龄的增长，老年人的收缩压也会逐渐升高，而舒张压则呈现降低趋势，收缩压增高占老年人高血压的65%。有研究表明，与舒张压相比，收缩压与心、脑、肾等重要器官损害的关系更为密切。

（2）脉压增大

脉压是反映动脉弹性的指标，脉压增大也是老年高血压的重要特点。脉压>40毫米汞柱可诊断为脉压增大，老年人的脉压可达50~100毫米汞柱。有研究显示，老年人脉压增大是比收缩压和舒张压升高更危险的因素。脉压水平与脑卒中复发密切相关，脉压越大，脑卒中越容易复发。

（3）血压波动大

老年人由于身体机能下降，血管管壁僵硬，调节功能变差，所以老年高血压患者的血压更易随情绪、季节和体位的变化而出现明显波动，部分高龄老年人甚至可发生餐后低血压。老年人血压波动幅度大，会增加降压治疗难度，因此选用降压药物就要更加谨慎。

（4）血压昼夜节律异常

健康的成年人血压水平应该是早上高、晚上低，夜间血压水平较白天低10%~20%。而老年高血压患者常伴有血压昼夜节律的异常，表现为夜间血压下降幅度<10%或>20%，甚至表现为夜间血压不降，或反而比白天高，使心、脑、肾等重要器官损害的危险性显著增加。

（5）易发生体位性低血压

所谓体位性低血压是指从卧位改变为直立体位的3分钟内，

收缩压下降≥20毫米汞柱或舒张压下降≥10毫米汞柱，同时伴有头晕、眼花等不适。因此，老年高血压患者需要注意测量站立位血压，高血压伴有糖尿病的患者更应注意。

（6）易出现假性高血压

由于老年人硬化的肱动脉常难以被血压计的气囊压迫而阻断血流，故可出现较高的间接测压读数，有报告指出老年人间接测压与直接测压读数可相差30毫米汞柱以上。若发现患者有较高的血压读数，但是无靶器官受累及相应的临床症状体征，则应高度怀疑假性高血压的可能。老年人由于动脉硬化容易出现假性高血压现象，这类高血压患者对抗高血压药物的耐受较差，更易导致严重的不良反应和严重的并发症，临床上应当注意。

（7）多为原发性高血压

老年高血压绝大多数是原发性的，但若血压严重升高（收缩压≥250毫米汞柱或同时舒张压≥130毫米汞柱），则应考虑继发性高血压，尤其应当考虑是否由于肾动脉粥样硬化导致肾脏缺血所引起的高血压。

（8）并发症多

老年高血压常伴发动脉粥样硬化性疾病，如冠心病、脑血管病、外周血管病、缺血性肾病，以及血脂异常、糖尿病、老年痴呆等疾患。若血压长期控制不理想，更易发生或加重重要器官的损害，增加心血管疾病的死亡率。

12.

高血压的危险分层
是怎么回事

　　脑卒中、心肌梗死等严重心脑血管事件难以预测，但发生心脑血管事件的风险水平不仅可以评估，而且也应该评估。高血压并非心血管事件的唯一决定因素，大部分高血压患者还有血压升高以外的心血管危险因素。

　　高血压的危险分层就是根据血压水平、合并的心血管危险因素、靶器官损害和相关的临床症状而定的，分为低危、中危、高危和很高危。通过对患者的危险分层评估，医生可以确定启动降压治疗的时机，量身打造个体化的降压方案，确立合适的血压控制目标，同时也可据此判断患者的预后情况，并实施对危险因素的综合管理。具体危险分层可参考下表。

高血压患者心血管风险水平分层

其他危险因素和病史	高血压		
	1级	2级	3级
无	低危	中危	高危
1～2个其他危险因素	中危	中危	很高危
≥3个其他危险因素或靶器损害	高危	高危	很高危
临床并发症或合并糖尿病	很高危	很高危	很高危

1级高血压：收缩压140～159毫米汞柱和（或）舒张压90～99毫米汞柱；
2级高血压：收缩压160～179毫米汞柱和（或）舒张压100～109毫米汞柱；
3级高血压：收缩压180毫米汞柱和（或）舒张压110毫米汞柱。

心血管危险因素：男性＞55岁，女性＞65岁；吸烟；总胆固醇＞5.7毫摩/升；糖尿病；早发心血管病家用族史；等等。

例如，具备2～3个危险因素，如年龄大于55岁，又吸烟，总胆固醇高于正常值，血压又在某个高指数上，就属于"高危"或"很高危"。

治疗策略按低危、中危、高危及很高危分层，应全面评估患者的总体危险，并在危险分层的基础上制定相应治疗方案。

（1）高危、很高危患者

一旦确诊，应立即开始对高血压及并存的危险因素和临床情况进行综合治疗。

（2）中危患者

先对患者的血压及其他危险因素进行为期数周的观察，反复测量血压，尽可能进行24小时动态血压监测或家庭血压监测，评估靶器官损害情况，然后决定是否以及何时开始药物治疗。

（3）低危患者

对患者进行较长时间的观察，反复测量血压，尽可能进行24小时动态血压监测或家庭血压监测，评估靶器官损害情况，然后决定是否以及何时开始药物治疗。

据研究，38.8%~41.2%的轻度高血压患者，其血压可以自然转归正常，也就是说，并不是血压刚一升高，就需要采用药物治疗。低危和中危人群，如果积极控制高血压的危险因素，采用非药物治疗，即改善生活方式，如正确饮食、坚持锻炼等，同时严密监测血压及其危险因素，是有可能使血压恢复正常的。但如果已经确诊为高血压，则必须进行药物治疗，由医生根据病情选择适当的药物，对患者进行个体化治疗。

13.

高血压对人体
有什么危害

　　高血压患者由于动脉压持续升高，引发全身小动脉硬化，从而影响全身组织器官的血液供应，常导致心、脑、肾、眼底血管的结构和功能发生改变和损害，引起相关疾病的发生，最终导致这些器官功能衰竭。同时，高血压亦是心脑血管疾病发生的重要危险因素，迄今仍是心血管疾病导致死亡的主要原因之一。据世界卫生组织预测，至2020年，非传染性疾病将占我国死亡原因的79%，其中心脑血管疾病将占首位。可见高血压是严重威胁人类健康的主要疾病，其危害主要表现在以下几方面。

（1）脑卒中

脑卒中也叫中风，病势凶猛，致残率、致死率极高，是急性脑血管病中最凶险的一种。高血压患者血压越高，中风的发生率就越高。高血压患者都有动脉硬化的病理存在，如脑动脉硬化到一定程度时，再加上一时的激动或过度的兴奋，如愤怒、突发事故、剧烈运动等，使得血压急剧升高，脑血管破裂出血，血液溢入血管周围的脑组织，病人会立即昏迷，跌倒在地。如果高血压患者在过度用力、情绪激动等诱因下，出现头晕、头痛、恶心、肢体麻木或乏力等症状，就要高度怀疑中风的可能，应立即将病人送往医院检查。

（2）肾动脉硬化和尿毒症

高血压患者约有10%合并肾功能衰竭。高血压与肾脏有着密切而复杂的关系，高血压可引起肾脏损害，肾脏损害又会加重高血压，如此互相影响，形成恶性循环。高血压急剧发展可以引起广泛的肾小动脉弥漫性病变，导致恶性肾小动脉硬化，从而迅速发展为尿毒症。

（3）心血管疾病

高血压性心脏病

动脉压持续升高，会增加心脏负担，即心脏需要更用力地泵血。为了克服这个额外的负担，心肌便如四肢的肌肉一般变得更厚实，形成代偿性左心室肥厚。高血压患者合并左心室肥厚，即形成高血压性心脏病。心脏变肥厚并非好事，因为这会使得心脏内在的空腔变小，每次泵出的血量减少，且心脏长期超负荷地工作，最终会导致心力衰竭。

🩺 冠状动脉粥样硬化性心脏病（冠心病）

冠心病是指冠状动脉因粥样硬化而发生狭窄或阻塞，或（和）冠状动脉因功能性改变（痉挛）而发生狭窄，导致心肌缺血缺氧或坏死而引起的心脏病，亦称为缺血性心肌病。

高血压导致冠心病主要是因为血压升高会打破心肌供氧量和需氧量之间的平衡。高血压患者血压持续升高，即心脏外的压力大，心脏泵血外出需要更卖力，心肌对氧气和能量的需求随之上升。合并冠状动脉粥样硬化或痉挛时，冠状动脉供血不足，心脏的心肌得不到足够的氧气和能量，则会出现心绞痛、心肌梗死、心力衰竭等。高血压如果长期不治疗，死于冠心病的危险性高达50%。

（4）高血压眼病

高血压眼病即原发性高血压性视网膜病变，是由高血压引起的，以视网膜动脉收缩乃至视网膜、视神经乳头病变为主要表现。眼底病变的程度与高血压时间长短及其严重程度密切相关。随着血压的下降，眼底出血、渗出等病变也会逐渐好转，但如果高血压眼病已经到了晚期则治疗效果较差。

（5）主动脉夹层

高血压是主动脉夹层最常见的致病因素，特别是不规则服药、血压控制不佳的患者更容易发生。人体主动脉是由内膜、中层弹力层和外膜构成的，正常情况下这三层是紧密贴合在一起的。主动脉夹层是指主动脉中层在各种原因作用下发生撕裂，形成假腔，血液在假腔中流动，并挤压真腔。该病病情凶险，24小时内的病死率约为33%，48小时约为50%，1周约为80%，死亡原因主要是主动脉破裂。起病常突然，迅速发生剧烈胸痛，向背或腹部放射，伴有主动脉分支堵塞现象，使两上肢血压及脉搏有明显差别。动脉瘤破裂则可迅速死亡。胸部X线检查或超声心动图、MRI、主动脉造影可确立诊断。

尽管高血压可能导致严重的并发症，但如果能早期发现，并在医生指导下将血压控制好，那就没那么可怕，只不过是纸老虎而已。高血压并不难发现，但由于早期高血压患者多数无明显症状，所以如果没有健康意识，不经常测血压，就很容易忽略，为自身健康埋下隐患。临床上有不少患者是在因其他疾病就诊时，医生测量血压才发现是高血压的。鉴于高血压的高发病率及其严重并发症，建议成年人每年最好测量一次血压。

14.

血压是不是
越低越好呢 **?**

　　血压并不是越低越好，而应该维持在正常范围内。血压过低会影响全身各脏器的血液供应，特别是可能造成脑、心、肾等重要脏器供血不足，从而危及生命。

　　我们已经知道，血压是血液在血管中流动对血管壁所产生的压力。血液在体内流动的过程叫血液循环，而血管主要分为动脉和静脉两类。流经动脉的血液含有丰富的氧和营养物质，我们的身体即通过动脉系统，把这些养分由心脏传送到各个器官的细胞中。而流经静脉的血液含有大量的二氧化碳和代谢废物，这些静脉血会通过静脉系统回流入心，再入肺，肺将这些静脉血净化为动脉血后再流回心脏。通过血液循环，便可达到把养分输送到人体各个组织，并将废物运走的效果。

生命的维系有赖于各种脏器的正常工作，而脏器要完成工作必须消耗氧气。氧气不能通过食用或者呼吸直接获取利用，必须由血液中的红细胞运载才能到达全身器官组织发挥作用。和氧气一样，许多营养物质也有自己的运载工具，而运载工具只有通过血液流动，才能抵达相应目的地。如果血压过低，一来血液成分会大量丢失，二来血流动力会发生障碍，从而导致氧气和营养不能正常运送到人体各个组织。

如果血压从正常水平突然下降，并明显低于正常值，则称为急性低血压，表现为严重而危及生命的休克，或呈一过性的晕厥。休克是低血压最严重的情况，表现为烦躁或迟钝，面色苍白或紫绀，四肢湿冷，脉搏快而微弱，尿量减少，危及生命，需要立即送到医院进行紧急抢救治疗。长远来看，如果血压降得过低，冠状动脉血液的流速就会减慢，导致心肌养分供应不足，从而引发心绞痛、心肌梗死等心血管疾病；如果肾脏的血液流速变慢，肾灌注不足，就会引起肾功能恶化，长此以往，亦会加大心血管疾病的发病率；如果血压大幅度下降，导致大脑供血不足，可并发脑梗死等严重后果。除此之外，由直立性低血压引发的头晕、眩晕、眼前变黑导致的摔倒对老年人来说尤其危险。

15.

为什么部分高血压
患者会脸红

一般来说，脸红是面部暂时性血管扩张所致，可因情绪激动、自主神经功能紊乱、内分泌紊乱或血管活性药物直接作用于面部真皮血管等多种因素引起。有些人末梢血液循环较好，稍一活动，面色就比较红润，这是正常现象，不属于病态。

而高血压患者也有可能脸红，这又是为什么呢？高血压患者由于心脏扩大、心肌肥厚、心肌收缩力增加，造成心脏排出的血量增加，会引起头面部血管扩张充血，才导致脸色发红，所以，一些高血压患者经常"满面红光"。此外，部分高血压患者服用降压药（非二氢吡啶类钙通道阻滞药，即地平类降压药）也会引起脸红，这是因为地平类降压药在扩张血管降血压的同时，把面部的毛细血管也扩张了，从而造成脸红，这对身体影响不大，不必担心。

16.

不同时间测得的血压
为什么会不同

?

　　不同时间测得的血压往往不同，这是因为受测者的血压受自身状态和外界环境因素的影响会产生波动。

（1）昼夜变化

　　人类的生命活动和大多数生物一样，在一日内有周期性变化的特征，血压也不例外。动态血压监测技术的临床应用已经证实，大多数人血压呈明显昼夜节律性，即白天活动状态血压较高，夜间入睡后血压较低。24小时的血压波动情况可分为三种类型：双峰型（大多数）、近似双峰型（少数）、单峰型（少数）。

一般正常人血压波动在20～30毫米汞柱范围内，在无降压药影响的情况下，睡眠能使血压下降20%左右（女性更明显），血压最低点在午夜1—3点。白天血压有两个高峰期，即上午6—10点和下午4—8点，因此有必要在这两个时段测量血压，了解一天中血压的最高点。这种昼夜24小时的血压波动，主要与人体血浆中去甲肾上腺素水平的变动及压力感受器的敏感性有关。

高血压患者的血压昼夜变化规律则更为复杂，如老年高血压患者血压最高点和最低点持续时间较长，可分别形成平台。部分患者（如低肾素型原发性高血压以及有效血浆容量较多的患者），常常是午后至傍晚这段时间内的血压较高；而另一部分患者（如高肾素型原发性高血压或有效血浆容量较少的患者），上午血压就可能很高，甚至比午后的血压还高。轻度高血压患者夜间血压下降幅度较大，这可能与早期高血压

由于血压有波动性，所以我们不能靠一次随机测得的血压来确定个体的血压水平，在舒适安静的环境下，采用恰当的操作技术，多次重复测量血压是非常有必要的。

交感神经系统活动的应激敏感性增高有关。这些血压的波动都反映了外周血管阻力改变的可逆性，但是有并发症的高血压，随着靶器官受累程度的加重及血管壁结构的改变，这种血压随生理活动而改变的神经体液调控机制会发生紊乱，血压的昼夜节律随之紊乱，因此，夜间血压水平下降幅度可以作为临床上高血压病情严重程度及靶器官受损评估的一项指标。血压昼夜节律紊乱，提示靶器官功能受损。

（2）服用药物导致的血压波动

如果患者在服用降压药，因不同降压药物作用的时间不同，也会导致不同时间内测得的血压不同。降压药一般分为长效制剂、中效制剂和短效制剂。长效制剂降压作用持续时间长，每天服1次降压效果可维持24小时，而短效制剂持续时间短，服药后6～8小时疗效就减弱，中效制剂作用时间约12小时。

（3）其他引起血压较大波动的情况

人的血压不仅与心脏功能、血管阻力和血容量有关，还受到神经、体液等因素的影响，年龄、季节、气候和职业不同，血压也会不同；喝咖啡、剧烈运动、吃饭、精神刺激、情绪变化、解大便、性交等都会使血压升高，剧烈运动甚至能使收缩压上升至180～200毫米汞柱，而休息、睡眠则会使血压降低；环境温度升高（如洗热水浴等）可使舒张压降低，而温度降低（如冬天洗冷水澡等）可使收缩压升高。因此在不同时间，因影响因素不同，血压情况也各不同。

气温骤降时

中老年高血压患者对不良环境的适应性较差，当突然降温受到寒冷刺激时，体内肾上腺素分泌增加，会引起血压上升。

情绪波动时

人在愤怒、恐惧或大喜大悲等情绪波动时，血压会骤然升高，诱发心脑血管疾病。因此，高血压和动脉硬化患者应避免情绪波动，不要生气动怒。

吸烟时

吸烟会导致血压升高，吸一支烟后心率每分钟可增加5～20次，收缩压增加10～25毫米汞柱。

嗜酒贪杯时

大量饮酒不但会使血液循环加快，同时可刺激人体的中枢神经系统，使心率加快，血压上升。酗酒同时吸烟的危害更大。

用力排便时

患有便秘之人，在排泄大便时常会屏气用力，使腹压增高，全身肌肉、血管收缩，造成血压上升。所以，老年人最好使用坐式马桶。

沐浴时

老年人体温调节和血管舒缩功能较差，在热水或冷水的刺激下，血管舒缩功能变化较大，常导致血压明显波动，发生危险。

骤然停药时

高血压患者降压药时服时停，可导致血压出现较大波动，影响心、脑、肾等重要器官。有的高血压患者在治疗中，一旦血压降至正常就立刻停药，这是极为危险的。因为停药之后血压往往会立即回升，出现头痛、头晕等症状，甚至会因骤然回升而诱发脑出血。所以，高血压患者即使血压已降至正常，也应保持药物足够的维持量，并定期复查血压。

此时由于精神亢奋、心跳加快，所以血压会明显上升。高血压患者在过于疲劳、饮酒过后、大病初愈、刚洗完澡等情况下，不宜进行性生活。

此外，生活方式不健康也会造成血压大幅波动，所以，高血压患者应保持生活规律，合理饮食，适当运动，保证充足的睡眠。

由于血压有这样的波动性，所以我们不能靠一次随机测得的间接血压来确定个体的血压水平，在舒适安静的环境下，采用恰当的操作技术，多次重复测量血压是非常有必要的。

总之，测定并了解血压的变动规律，在高血压的诊断和治疗上具有一定意义，即我们可以通过分析血压变化的规律，结合药物的疗效，决定药物的种类、剂量及给药次数，也可以辅助诊断某些特殊类型的高血压。

17.

血压波动大有什么危害？
应如何预防

　　通常血压越高，其波动性越大，对心、脑、肾这些靶器官的损害就越严重，对这类患者应予重视，建议做24小时动态血压测定。

　　长期以来，人们均以平均血压值作为衡量血压达标、心血管事件风险及降压药物获益的指标，但研究结果提示，血压波动性较大的患者更容易发生心脑血管事件，尽管这些患者平均血压控制良好，因此血压变异性（一定时间内血压波动的程度）逐步受到重视。其实很早以前国人就发现脑卒中（即人们常说的中风）发病多数是在晨间，原因在于这时的血压波动较大，血压变异性高。医学权威杂志《柳叶刀》发表的一篇文章揭示，即使平均血压正常，但血压偶尔升高，也是导致脑卒中的一个危险因素，这种危险性甚至比那些平均血压很高，但血压水平一直处于平稳状态的情况还要严重。

高血压患者的血压稳定情况与年龄密切相关，老年高血压患者的血压波动性往往比中青年患者要大，脑卒中、心梗等意外的发生率也高。老年高血压患者血压的波动常表现为晨起时血压较高、容易发生体位性低血压等。

（1）晨峰现象

很多患有高血压的老人，早上醒来会感觉到头晕，其实这是高血压患者清晨醒后血压急剧上升的表现。人在夜间睡眠时血压降低，在凌晨1—3点最低。清晨醒前血压快速升高，晨醒后开始日常活动的最初几小时内（清晨6—8点）血压达到或者接近最高峰。一般情况下，早上醒来时血压都相对较高，这是正常的生理现象，但是如果血压增高幅度太大甚至比夜间高40毫米汞柱以上的话，那就比较危险了，这种现象医学上称为"血压晨峰"。有研究显示，心肌梗死在上午9点的发生率比晚上9点高3倍，心源性猝死的发生高峰也在上午9—12点，清晨的中风发生率比其他时间平均约高60%。老年人在凌晨去世的占60%。

建议老年人清晨醒后，继续卧床片刻或慢慢侧身起床，起床后避免做剧烈运动、喝咖啡或情绪激动等。若早上服用降压药，建议晨醒后立即服药，空腹服药不会影响药效或者对胃造成伤害。

想知道自己是否存在血压晨峰现象的办法是做24小时动态血压监测，这是掌握夜间入睡后血压变化的最可靠办法，如果不能做24小时动态血压监测，可以在家自测血压，坚持定期定点测量，如晨起、睡前自测血压以了解自身血压情况。

老年高血压患者应如何预防血压晨峰现象导致的中风、心梗、猝死等意外呢？建议老年人清晨醒后，继续卧床片刻或慢慢侧身起床，起床后避免做剧烈运动、喝咖啡或情绪激动等。若早上服用降压药，建议清晨醒后立即服药，空腹服药不会影响药效或者对胃造成伤害。同时注意改善生活方式，如减肥、戒烟、限酒、限盐、坚持体育锻炼。在治疗上还应注意以下几点：

选择长效降压药物

建议选择长效的24小时平稳降压药物，这样可以控制血压晨峰现象，降低血压变异性，尽量不要服用短效降压药物。

选择正确的服药方法

对于清晨血压难以控制者，在医生的指导下，可在睡前再服一次药；如果是两种或两种以上的降压药物联合应用，可分开两次服用，使药物对血压的控制时间更长，降压效果更好并降低晨峰现象的危险性。对顽固性高血压患者的时间治疗学进行研究发现，早晚分服药物组的血压达标率是早晨顿服组的两倍。

定时测血压

测血压最好在早上起床后5分钟内、服药前进行，如发现任何危险信号应找医生就诊，及时调整药物。

（2）体位性低血压

体位性低血压是由于体位改变，如从平卧位突然转为直立，或长时间站立而发生的低血压。从平卧位转为直立的3分钟内，如果收缩压下降20毫米汞柱或舒张压下降10毫米汞柱，即为体位性低血压。主要表现除直立时血压偏低外，还可伴有站立不稳、视力模糊、头晕目眩、软弱无力、大小便失禁等，严重时会发生晕厥甚至摔伤。

体位性低血压是老年人的常见病，据统计，65岁以上老年人体位性低血压者约占15%，75岁以上老年人体位性低血压者可高达30%～50%。老年人由于心血管系统逐渐退化，大血管弹性纤维减少，所以会出现收缩压升高、舒张压偏低、脉压差增大。长期偏高的血压，不仅会损害压力感受器（位于颈动脉处）的敏感度，还会影响血管和心室的顺应性。当体位突然从平卧位变为直立时或服降压药以后，在血压突然下降的同时，缺血的危险性也大大增加。此外，老年人耐受血容量不足的能力较差，任何急性病导致的失水过多都容易引起体位性低血压。

老年高血压与体位性低血压共存时会造成治疗上的矛盾，首先要注意查找引起体位性低血压的病因，治疗上不应单纯追求降低血压，还应兼顾高血压所致的靶器官损害及直立位时低血压所致的器官灌注不足，降压应缓慢，维持血压稳定以保证生活质量及生活自理能力。平素要避免快速站起，尤其是长时间洗热水澡或泡澡、长时间卧床、饱餐和大量饮酒后，站立时动作应缓慢，在站立前先做准备动作，即做些轻微的四肢活动，促进静脉血向心脏回流，以升高血压。出现症状时要尽快蹲下、坐下或躺下，避免劳累和长时间站立，站立时可进行腿部交叉，以避免体位性低血压的发生。此外还应注意以下几点：

提高循环血容量

可摄入足量的盐和水，以提高循环血容量，使24小时的尿量保持在1500～2000毫升。

促进静脉回流

可通过穿有弹性的紧身裤和弹力长袜，以减少站立时静脉回流的瘀积。

保持正确的入睡姿势

对于有自主神经异常和卧位高血压者，入睡时头部应高于下肢10～20厘米，以促进肾上腺激素释放，刺激自主神经系统，减少晨起低血压的发生。

坚持体育运动

可坚持步行、慢跑等，避免做体位变化过快的运动，强度以运动后无气喘、心率不超过110次/分为宜。

坚持治疗

对于少数慢性体位性低血压患者，也可在医生指导下进行药物治疗。饮食上可经常食用莲子、桂圆、大枣、桑葚等果品，以养心益血、健脾补脑。

18.

避孕药会导致
血压升高吗 **?**

　　自口服避孕药得到广泛使用以来，人们一直关注口服避孕药对生育年龄妇女的影响，特别是避孕药对高血压、心脏病患者的影响。避孕药是一种甾体激素药。有报道称部分妇女在应用口服避孕药期间会出现收缩压和舒张压的轻度升高，若表现为血压在正常范围内的轻度升高，一般停药后即可恢复原来的水平，但未来患高血压的风险会随剂量和服用时间的增加而增加。

　　已有大量研究表明，口服避孕药是导致高血压的危险因素之一，这主要与口服避孕药中所含的孕激素和雌激素有关。研究还发现，低剂量口服避孕药仍可使血压升高。随着累积使用口服避孕药时间的增加，妇女患高血压的风险会逐渐增加，且口服避孕药累积时间达到或超过15年的妇女，患高血压的风险更大。

故对长期使用口服避孕药的妇女有如下建议：对于达到临界高血压者，即收缩压≥140毫米汞柱或（和）舒张压≥90毫米汞柱者应密切观察，或停服避孕药，改用其他避孕措施；对于停用口服避孕药者，即使超过育龄期，其血压变化亦不可忽视，需长期追踪；对于确诊高血压的妇女，应避免使用口服避孕药；肥胖及有高脂血症、糖尿病、肾病、高血压以及心脏病家族史的女性，服用避孕药更容易发生高血压，这些女性应选择其他避孕方式。

Question

19.

高血压患者可以
怀孕吗 **?**

　　高血压患者能不能怀孕，这个问题是由患者的病情轻重所决定的，故高血压患者在怀孕前一定要咨询医生。

　　一般来说，大部分高血压患者怀孕最终都可以母子平安，但少数患者可出现严重的并发症，如子痫前期、胎儿生长受限、胎盘早剥、早产，还会造成剖宫产率增加，威胁母子安全，增加母子病死率。无论是原发性高血压患者还是继发性高血压患者，一旦怀孕都可以使原有高血压症状加重。

　　高血压合并怀孕具有一定危险，要保障高血压患者成功怀孕并顺利分娩，预防是关键。早期干预的实施关键在于孕前管理。高血压患者有怀孕意愿，要充分重视在孕前进行全面检查，了解自身情况，包括血压、血常规、尿常规、肝肾功能、心电图、心脏彩超、眼底等，以确定是否能够耐受怀孕。严重的原发性高血压患者，有冠状动脉硬化、心功能不全、肾功能减退和年龄超过35岁者，不宜怀孕。中国医师协会高血压专业委员会建议：从拟怀孕前6个月开始，经过两种药物联合治疗后血压仍不能降至150/100毫米汞柱以下或轻度高血压但伴有蛋白尿的患者应暂缓怀孕；肥胖、有高血压家族史、血压控制不良患者应谨慎怀孕，建议调整生活方式，将血压和体重指数控制在理想状态后再尝试怀孕；高龄患者（超过35岁）合并上述危险因素时应慎重考虑是否怀孕。

至于已处于怀孕状态的患者，应当及时咨询医生，对血压控制情况、是否合并器官损伤进行评估，不适合继续怀孕的患者应及早终止怀孕，可继续怀孕的患者应在医生指导下调整降压药物及用量，尽可能将血压控制在理想范围，并控制孕期体重增长。此外，孕期应保证足够的休息与睡眠，勿情绪激动与精神紧张；注意饮食调节，减少脂肪和过多盐的摄入，增加蛋白质、维生素、铁、钙和其他微量元素的摄入，坚持门诊随诊。

20.

"白大衣高血压"是怎么回事? 需要治疗吗 **?**

　　"白大衣高血压"是一种特殊类型的高血压。这类患者见了医生就紧张,当医生示意要测量血压时,患者的血压即可升高,达到甚至超过140/90毫米汞柱,但在家中自测血压或24小时动态血压监测(由患者自身携带测压装置,无医务人员在场)时血压正常,其中24小时平均血压≤130/80毫米汞柱,这就叫作"白大衣高血压",即由于医院环境或医护人员在场引起的患者血压反射性升高,有人认为称"单纯诊室高血压"更为合适。这可能是由于患者见到穿白大衣的医生后精神紧张,血液中出现过多儿茶酚胺,使心跳加快,同时也使外周血管收缩,阻力增加,产生所谓"白大衣效应"，从而导致血压上升。

有研究指出，大约有30%的人在医生诊室测量的血压会比在家时高一些，甚至在终生服用降压药的人当中，可能就有很多人只是属于"白大衣高血压"。现代人生活节奏快，工作繁忙，在压力因素刺激下，血压容易一过性升高。因此，专家建议，在对高血压患者进行治疗之前，最好做一次24小时动态血压监测，从而确定血压升高是否为一过性的，以防误诊误治。在临床实际工作中如遇到血压控制不理想的患者，特别是联合应用几种不同类型的降压药物效果仍不理想时，应考虑"白大衣效应"的影响，动态血压检测有利于排除这一影响。

过去认为"白大衣高血压"仅为紧张所致，目前研究认为"白大衣高血压"可能是正常血压与持续性高血压之间的一种中间状态，在年轻、女性、非吸烟人群中的发病率较高。对该类患者的随访研究提示，随着时间推移、年龄增加，"白大衣高血压"很可能发展成为持续性高血压，故不可麻痹大意，需要重视并定期检测。

目前研究认为"白大衣高血压"可能是正常血压与持续性高血压之间的一种中间状态，在年轻、女性、非吸烟人群中的发病率较高。对该类患者的随访研究提示，随着时间推移、年龄增加，"白大衣高血压"很可能发展成为持续性高血压，故不可麻痹大意，需要重视并定期检测。

部分研究认为"白大衣高血压"对心、脑、肾的损害比持续性高血压小但是比正常人群高，尤其当"白大衣高血压"与其他危险因子并存时。一般认为，如果出现心、脑及肾的结构和功能的改变，并有血脂、血糖代谢异常，则可考虑在医生指导下进行药物治疗。如果不予治疗，则必须密切随访，定期进行血压监测。但非药物治疗是可行的，患者应注意生活方式的调整，如低盐低脂饮食、戒烟限酒、运动减肥、加强心理调整，还可进行应激处理，包括生物反馈、松弛训练等。有研究认为，这些应激处理可能会通过降低儿茶酚胺和肾素–血管紧张素–醛固酮的活性而减少心血管危险性。

21.

隐匿性高血压是怎么
回事？需要治疗吗

　　隐匿性高血压也是一种特殊类型的高血压，
是指患者在诊室内血压<140/90 毫米汞柱，在诊
室外24小时平均血压>130/80 毫米汞柱。相对于
持续性高血压和"白大衣高血压"，隐匿性高血
压无明显症状，难以在门诊发现，易被忽视，可
产生严重后果。

　　与"白大衣高血压"相似，隐匿性高血压也
被认为是正常血压与持续性高血压的中间状态，
其靶器官损害主要表现为心脑血管（左心室肥
厚、颈动脉内膜中层增厚）和肾脏损害，危害大
于"白大衣高血压"，小于持续性高血压。

　　要避免漏诊隐匿性高血压，主要靠家庭自测

血压和24小时动态血压监测。家庭自测血压成本较低，易操作，但较难监测患者睡眠和运动状况下的血压情况，而24小时动态血压监测对隐匿性高血压的诊断更有意义。

出现以下几种情况则要考虑隐匿性高血压：①老年男性见血压变异性增大者；②老年患者餐后有血压降低现象；③生活工作压力大的人群日常见血压升高，而院内检查无法诊断为高血压者；④吸烟者、酗酒无度者；⑤长期静坐的肥胖人群，院内检查仅可确诊为高血压前期者；⑥存在可导致夜间血压升高的疾病或生活习惯（如代谢综合征、糖尿病、慢性肾病、睡眠不足及阻塞性睡眠呼吸暂停综合征）者；⑦夜间血压升高或存在非下降型夜间血压趋势者。

出现上述情况，提示有必要进行24小时动态血压监测，以确定患者是否存在隐匿性高血压。一旦确诊为隐匿性高血压，应及时在医生的指导下进行正规治疗，可采用常规降压治疗方案。除药物治疗外，减轻精神焦虑和改善生活方式对隐匿性高血压的治疗有重要意义。

临床上，医生通过非诊室血压（包括24小时动态血压监测、家庭血压监测）和诊室血压这两种不同的检测方法来识别四种类型的血压状态：①诊室血压和动态血压均正常为血压正常；②诊室血压和动态血压均高于正常为持续性高血压；③诊室血压高于正常，动态血压正常为白大衣高血压；④诊室血压正常，动态血压高于正常为隐匿性高血压。

22.

什么是H型高血压？同型
半胱氨酸是什么

当人体血液中同型半胱氨酸（Hcy）水平高
于10微摩/升时称为高同型半胱氨酸血症，医学
界将这类合并Hcy升高的原发性高血压定义为
"H型高血压"。一项研究资料表明，我国高血
压患病人群中，无论是男性还是女性，约有75%
的人群伴有血浆Hcy升高现象。针对H型高血压
的治疗也应当采取降压和降Hcy兼用的治疗方
法，强调对患者补充适量的维生素和叶酸，以达
到控制血压、降低血浆Hcy浓度的效果，同时对
预防动脉粥样硬化和脑卒中的发生也有着积极的
意义。

Hcy是人体必需氨基酸——蛋氨酸代谢过程

中不断产生的中间产物。2010年版《中国高血压指南》中明确指出：降低同型半胱氨酸可以有效降低脑卒中的发病率。Hcy是脑卒中的独立危险因素，可显著增加高血压患者的血管事件风险。Hcy检测具有临床诊断、筛查和防治干预价值的界值是≥10微摩/升。

Hcy升高可能是因为环境因素（不良的饮食结构及习惯），也可能是因为基因因素。减少饮食中富含蛋氨酸食物的摄入，多食新鲜的蔬菜水果有利于降低Hcy。学界多认为叶酸摄入不足与Hcy的升高关系更为密切，同时也与遗传代谢存在一定的关系。叶酸是一种B族维生素，人体自身不能合成，必须每天从食物、饮料、药物等外源性物质中获得来维持机体代谢的需要。含叶酸的食物很多，但由于天然叶酸极不稳定，易受阳光、加热等因素的影响而发生氧化，所以人体真正能从食物中获得的叶酸并不多。所以专家建议，控制Hcy水平，行为改变要先行，药物治疗是关键。中国高血压的防治重点应该是在控制血压的同时，降低Hcy。

23.

"全国高血压日"是哪天

?

　　高血压是最常见的心血管病，是全球范围内的重大公共卫生问题。它涉及面很广，危害严重，已不仅仅是一个健康医学问题，而且对社会也会产生重大的影响。

　　1998年，卫生部为提高广大群众对高血压危害的认识、动员全社会都来参与高血压的预防和控制工作，普及高血压防治知识，决定将每年的10月8日定为"全国高血压日"，在全国范围内加强防治高血压的宣传活动。

24.

与血压相关的医学术语有哪些？

　　偶测血压：被测者在没有任何准备的情况下测得的血压。

　　动态血压：使用动态血压记录仪测定一个人昼夜24小时内，每间隔一定时间内的血压值。动态血压包括收缩压、舒张压、平均动脉压、心率以及它们的最高值和最低值等项目。

　　收缩压：心室收缩时，主动脉压急剧升高，在收缩期的中期达到最高值，这时的动脉血压值称为收缩压，也称为"高压"。

　　舒张压：心室舒张时，主动脉压下降，在心舒末期动脉血压的最低值称为舒张压，也称为"低压"。

脉压：收缩压减舒张压的差值。

平均动脉压：一个心动周期中每一瞬间动脉血压的平均值。

毫米汞柱（mmHg）：指用水银血压计来测量血压时水银柱的高度，用来作为血压水平的单位。1毫米汞柱＝0.133千帕。

理想血压：收缩压为90～120毫米汞柱，舒张压为60～80毫米汞柱。

血压正常高限或高血压前期：收缩压在130～139毫米汞柱和（或）舒张压在85～89毫米汞柱。

高血压：收缩压≥140毫米汞柱和（或）舒张压≥90毫米汞柱。

临界高血压：收缩压在140～149毫米汞柱，舒张压在90～95毫米汞柱。

原发性高血压：也叫高血压病，是指原因不明的高血压，占高血压患者的90%以上，目前尚难根治但能控制。

继发性高血压：也叫症状性高血压。是在某些疾病（肾脏疾病、内分泌疾病如肾上腺肿瘤或增生和其他原因所致）的发展过程中产生的，原发疾病治愈后，血压也会随之下降，占高血压患者的5%～10%。

高原性高血压：居住在高原地区时血压增高（尤其是舒张压），而又不存在其他导致高血压的情况，返回平原后不经降压处理，血压很快恢复正常时，称为高原性高血压。

睡眠性高血压：在睡眠时或睡醒后血压升高。

急进性恶性高血压：包括急进性高血压和恶性高血压。急进性高血压是指病情一开始即急剧进展，或经数年的缓慢过程后突然迅速发展。恶性高血压是急进性高血压最严重的阶段。

缓进型高血压：起病隐匿，病情发展缓慢，病程较长，可达数十年，多见于40岁以上的人。

顽固性高血压：少数高血压患者尽管接受了较大剂量的3种或3种以上的药物联合治疗，但其舒张压仍然持续增高，保持在115毫米汞柱以上，称为顽固性高血压。

老年高血压：指年龄大于65岁，血压值持续或非同日3次以上超过血压诊断标准，即收缩压≥140毫米汞柱和（或）舒张压≥90毫米汞柱者。

单纯性收缩期高血压：指舒张压不高，仅仅收缩压超出正常范围的情况。1999年世界卫生组织规定，单纯性收缩期高血压的标准为收缩压≥140毫米汞柱和舒张压<90毫米汞柱。如果收缩压为140～149毫米汞柱、舒张压<90毫米汞柱，称为临界单纯收缩期高血压。

肾性高血压：肾脏血管疾病或肾实质疾病，如肾动脉狭窄，急、慢性肾小球肾炎，肾盂肾炎，多囊肾等引起的高血压。

医源性高血压：医生用药不当引起患者血压升高，超出正常值而导致的高血压，又称药物性高血压。

白大衣高血压：指在医院或诊所环境下测量血压时，个体血压升高，而在其他场合血压正常的现象。

血压不安症：指一种主要症状为过分注意自己的血压值，一天只有多次反复测量血压才能定下心来的病症。

高血压脑病：在原有的高血压基础上血压突然升高，高达200～260毫米汞柱／140～180毫米汞柱，导致脑水肿和颅内压升高的一种变化急骤的临床综合征。

药物治疗的依从性：指高血压患者能否按照医师的嘱咐坚持治疗控制血压。

药物的降压谷峰比（T/P比率）：用药物效果最小时的降压数值除以降压效果最大时的降压数值来表示。

第二部分

高血压的
检查与诊断

1.

如何诊断原发性高血压

　　原发性高血压，又称为高血压病。其诊断性评估的内容包括以下三方面：①确定血压水平及其他心血管危险因素；②判断高血压的病因，明确有无继发性高血压；③寻找靶器官损害的相关临床证据。

　　目前，国内原发性高血压的诊断采用2010年版《中国高血压防治指南》建议的标准，即在未使用降压药物的情况下，非同日三次测量血压，收缩压≥140毫米汞柱和（或）舒张压≥90毫米汞柱。收缩压≥140毫米汞柱、舒张压<90毫米汞柱为单纯收缩期高血压。患者既往有高血压史，目前正在使用降压药物，血压虽然

低于140/90毫米汞柱，仍可诊断为高血压。

由于诊室血压测量的次数较少，血压又具有明显的波动性，所以在不能进行24小时动态血压监测时，需要数周内多次测量以判断血压升高情况，尤其是轻中度血压升高者，如有条件，应进行24小时动态血压监测或家庭血压监测。

在我国，心血管危险因素主要有高血压、吸烟、高胆固醇血症、肥胖和糖尿病。

要确切诊断原发性高血压，应向专业的医生就诊咨询，通过全面仔细地了解病史、体格检查和必要的实验室辅助检查，从而做出高血压病因的鉴别诊断和心血管危险因素的判断，以及靶器官损害的情况，以指导诊断与治疗。

2.

头痛、头晕一定
是高血压吗 **?**

　　头痛、头晕不一定是高血压，但出现头痛、
头晕应注意检查血压情况。头痛、头晕和头胀是
高血压常见的神经系统症状，可有头枕部或颈项
扳紧感。高血压直接引起的头痛多发生在早晨，
痛处位于前额、枕部或颈项部，经降压药物治疗
后头痛可减轻。高血压引起的头晕可分为暂时性
或持续性，伴有眩晕者较少，与内耳迷路血管障
碍有关，经降压药物治疗后症状可减轻，但要注
意有时血压下降得过快过多也可引起头晕。部分
患者有乏力、失眠、工作能力下降等。

　　引起头晕、头痛的原因除了高血压以外，还
包括：①脑血管病因素，如急性缺血性脑血管

病、脑出血性血管病、脑动脉瘤、颅脑动脉炎、血压波动不稳；②头面器官的病变，如青光眼、中耳炎、颞颌关节病变；③全身及头颅的感染、颅脑外伤；④药物反应，如减肥药导致的头痛；⑤颈椎病；⑥血液生化物质异常改变及脑血流异常变化；⑦非器质性疾病，如颈肌紧张，疲劳、紧张，神经症，焦虑、抑郁、惊恐等精神紊乱，失眠；⑧其他尚不完全清楚的病因，如偏头痛的病因尚不完全清楚。

在出现头痛、头晕，怀疑是高血压的时候，应尽早向专业的医生就诊咨询。

3.

高血压有哪些症状

早期高血压患者由于血压波动幅度大，可有较多症状，而在长期高血压后即使在血压水平较高时也可无明显症状，因此，无论有无症状，都应定期检测患者的血压。

（1）神经精神系统表现

头痛、头晕和头胀是高血压常见的神经系统症状，也可有头枕部或颈项扳紧感。部分患者有乏力、失眠、工作能力下降等。并发的脑血管病统称脑血管意外，俗称脑卒中或中风，根据脑血管病变的类型、部位、范围和程度，临床症状有很大的差异，轻者仅出现一时的头晕、眩晕、失明、失语、吞咽困难、口角歪斜、肢体活动不便等，重者出现偏瘫、昏迷，甚至短期内死亡。

（2）心血管系统表现

高血压时心脏最先受影响的是左心室舒张功能，出现临床心功能不全的症状多发生在高血压起病数年至十余年之后。在心功能代偿期，除有时感心悸外，其他心脏方面的症状可不明显。代偿功能失调时，则可出现左心衰竭症状，如阵发性夜间呼吸困难，在劳累、饱食和说话过多时发生气喘、心悸、咳嗽，严重时或血压骤然升高时发生肺水肿。左心衰竭可影响右心室功能而发展为全心衰竭，出现尿少、水肿等症状。由于高血压可造成动脉粥样硬化，部分患者可因合并冠心病而有心绞痛、心肌梗死的表现。

（3）肾脏表现

肾血管病变的程度和高血压的病情严重程度及病程密切相关。高血压早期可无任何肾脏的临床表现，实际上，血压未得到控制的高血压患者均有肾脏的病变。随着病程的进展患者可出现蛋白尿，控制高血压可减少尿蛋白。亦可有血尿，多为显微镜血尿。肾功能失代偿时，肾浓缩功能受损，可出现多尿、夜尿、口渴、多饮等。当肾功能进一步减退时，尿量可减少，血中尿素氮、肌酐常增高，尿素或肌酐的清除率可明显低于正常，上述改变随肾脏病变的加重而加重，最终出现尿毒症。但是，缓进型高血压患者在出现尿毒症前多数已死于心脑血管并发症。

（4）高血压危象

　　患者可出现头痛、呕吐、嗜睡、迷糊、失明、少尿甚至抽搐昏迷等。当平均血压上升到180毫米汞柱以上时，脑血管的自主调节舒缩功能减弱甚至消失，血管由收缩转为扩张，过度的血流在高压状态下渗透入脑组织导致脑水肿，患者可出现剧烈头痛、头晕、恶心、呕吐、烦躁不安、脉搏多慢而有力，可有呼吸困难或减慢、视力障碍、黑蒙、抽搐、意识模糊，甚至昏迷，也可出现暂时性偏瘫、失语、偏身感觉障碍等。发作短暂者历时数分钟，长者可数小时甚至数天。高血压危象患者应及早治疗处理，将血压控制到适宜的水平，否则患者可在数分钟或数小时内死亡。

Question

4.

高血压患者需要
做哪些检查

?

实验室检查有助于高血压的诊断和分型，了解靶器官的功能状态以及有无合并的疾病，有利于治疗时选择恰当的药物。血常规、尿常规、肾功能、胸部X线、心电图、超声心动图、动态血压、眼底检查、尿酸、血脂、血糖、电解质（尤其是血钾）为高血压患者的常规检查。

（1）血常规

红细胞和血红蛋白一般无异常，但急进性高血压时可有血栓性血小板减少性紫癜，伴畸形红细胞，血红蛋白高者血液黏度增加，易有血栓形成并发症（包括脑梗死）和左心室肥大。

（2）尿常规

早期高血压患者尿常规正常，肾浓缩功能受损时尿比重逐渐下降，可有微量尿蛋白、红细胞，偶见管型。随着病变进展，尿蛋白量增多。

（3）肾功能

多采用血尿素氮和肌酐来估计肾功能。早期高血压患者检查并无异常，肾实质受损到一定程度时尿素氮和肌酐可开始升高。内生肌酐清除率对早期肾功能受损较敏感。

（4）胸部X线

高血压患者可见主动脉，尤其是升部、弓部迂曲延长，升部、弓部或降部可扩张。可有左心室增大，有左心衰竭时左心室增大更明显，全心衰竭时则左、右心室可都增大，并有肺瘀血征象。肺水肿时则见肺门明显充血，呈蝴蝶形模糊阴影。应常规拍胸部X线片检查，以便随访比较。

（5）心电图

可见心房肥大，左心室肥厚并劳损，各种心律失常如房性、室性期前收缩，心房颤动等。

（6）超声心动图

目前认为，与胸部X线、心电图比较，超声心动图是诊断左心室肥厚最敏感而可靠的手段。超声心动图可观察心脏形态如心脏各房室腔大小、瓣膜结构功能、主动脉根部情况，并做心脏收缩、舒张功能的检测。左心室肥厚早期虽然心脏的整体功能如心排血量、左心室射血分数仍属正常，但已有左心室收缩期和舒张期顺应性的减退。在出现左心衰竭后，超声心动图检查可发现左心室、左心房心腔扩大，左心室壁收缩活动减弱等。

（7）动态血压监测

本项检查有以下作用：a.明确高血压的诊断，尤其是"白大衣高血压"或隐匿性高血压；b.了解血压的昼夜变化，观察情绪、活动改变时血压的变化，以指导治疗；c.观察药物的疗效和安全性，评价抗高血压新药，分析高血压药物治疗时出现药物抵抗或低血压的原因等；d.判断预后。

（8）眼底检查

测量视网膜中心动脉压可见增高，在病情发展的不同阶段可见下列眼底变化。Ⅰ级：视网膜动脉痉挛；Ⅱ级A：视网膜动脉轻度硬化；Ⅱ级B：视网膜动脉显著硬化；Ⅲ级：Ⅱ级加视网膜病变（出血或渗出）；Ⅳ级：Ⅲ级加视神经乳头水肿。

（9）其他检查

患者可伴有血清总胆固醇、甘油三酯、低密度脂蛋白胆固醇的增高和高密度脂蛋白胆固醇的降低，以及载脂蛋白AI的降低。亦常有血糖增高和高尿酸血症。部分患者血浆肾素活性增高，血管紧张素Ⅱ的水平升高。

5.

高血压患者为什么要抽血做生化及高血压五项检查 **?**

通过抽血做生化、高血压五项检查，可以通过了解高血压患者体内代谢情况、重要器官的功能来评估治疗方案的效果并制订个性化的降压治疗方案。

生化检查内容：水电解质，肝功能（总蛋白、白蛋白、球蛋白、白球比，总胆红素、直接胆红素、间接胆红素，转氨酶），肾功能（肌酐、尿素氮），血脂（总胆固醇、甘油三酯、高密度脂蛋白、低密度脂蛋白、载脂蛋白），空腹血糖，尿酸，乳酸脱氢酶，肌酸肌酶，等等。生化检查不仅可用于常规体检普查，还可用于疾病的筛查和确证试验。在治疗过程中，需要定期复查以评价治疗效果，从而进行治疗方案的调整。伴有尿酸高的患者推荐使用氯沙坦进行降压。血糖控制不好者，应积极控制血糖，以减轻或延缓高血压合并糖尿病带来的靶器官损害。复查肝肾功能，可以评估高血压对肝肾等重要脏器的损害情况。

高血压五项的检查内容：促肾上腺皮质激素（ACTH）、醛固酮（ALD）、皮质醇（Cortisol）、肾素（Renin）、血管紧张素Ⅱ（ATⅡ）。通过进行高血压五项检查，可以了解体内血压调节通路的情况，分析是哪一环节有问题，从而明确高血压的诊断与鉴别，并调整治疗方案。

6.

高血压患者为什么要抽血做内分泌 方面和激素水平检查 ?

　　内分泌性高血压属于继发性高血压，是指由一定的内分泌疾病引起的高血压。一经确诊，多可通过手术或其他方法得到有效治疗或根治，原发病治愈后高血压也随之消失。因此，高血压患者在积极控制血压的情况下降压效果依旧不理想时，应考虑抽血做内分泌方面和激素水平的检查，以筛查引发高血压的病因，及早进行治疗，防止过高的血压进一步对靶器官和身体功能造成损害。

7.

高血压患者为什么要做心电图、超声心动图 **？**

　　高血压引起的心脏及大血管改变主要包括左心室肥厚和冠状动脉粥样硬化。左心室肥厚是严重影响预后的独立危险因素，病情进展还可发生心力衰竭。冠状动脉属于较大的动脉，血压升高和冠状动脉粥样硬化有密切的关系。高血压可造成冠状动脉弹性纤维散裂和断裂，胶原沉着于动脉壁，导致后者增厚和僵硬，还可引起内皮功能障碍，这是冠状动脉粥样硬化斑块形成的重要因素。随斑块的扩大和管腔狭窄加重，可产生心肌缺血；斑块破裂、出血以及继发性血栓形成等可堵塞管腔，造成心肌梗死。

　　心电图可诊断高血压患者是否并发左心室肥

厚、左心房负荷过重以及心律失常。心电图诊断左心室肥厚的敏感性不如超声心动图，但对评估预后有帮助。心电图上有左心室肥厚的患者，其病死率较对照组高2倍以上；左心室肥厚并伴复极异常图形者，心血管病死率和病残率更高。心电图上出现左心房负荷过重提示左心受累，还可作为左心室舒张顺应性降低的间接证据。临床上常用的非二氢吡啶类钙拮抗剂降压药，常见的不良反应包括抑制心脏收缩功能和传导功能，因此二至三度房室传导阻滞、心力衰竭患者禁止使用。因此，在使用非二氢吡啶类钙拮抗剂前应详细询问病史，并进行心电图检查，在用药1~9周内还应复查心电图。

超声心动图可以更为可靠地诊断左心室肥厚，其敏感性较心电图高7~10倍。超声心动图还可评价高血压患者的心脏功能，包括收缩功能、舒张功能和左心室射血分数。

8.

高血压患者为什么
要做胸部X线检查 **?**

X线摄影快捷、简便、经济，为胸部检查的优先选择。通过胸部X线检查可以了解患者心肺部的病变情况，正位胸片能显示出心脏大血管的大小、形态、位置和轮廓，能观察心脏与毗邻器官的关系和肺内血管的变化，可用于心脏及其径线的测量。左前斜位片能显示主动脉的全貌和左右心室及右心房增大的情况。右前斜位片有助于观察左心房增大、肺动脉段突出和右心室漏斗部增大的变化。左侧位片能观察心、胸的前后径和胸廓畸形等情况。

高血压可引起心脏及大血管改变，例如主动脉升部、弓部或降部扩张，左心室增大，肺瘀血等，因此高血压患者应定期常规摄片检查。

Question

9.

高血压患者为什么
要做肾动脉彩超

　　肾动脉彩超主要是用来检查诊断因肾血管性
疾病引起的高血压。

　　一侧或双侧肾动脉主干或分支狭窄、阻塞，
可导致患者肾缺血，RAAS（肾素-血管紧张素-
醛固酮系统）活性明显升高，引起高血压及肾功
能减退。肾动脉狭窄是继发性高血压的常见原
因之一。有以下临床状况应考虑本症可能：突
发的高血压尤其女性30岁以前（病因为纤维肌性
增生不良）或男性50岁以后（病因为动脉粥样硬
化），进展性或难治性高血压，腹部或肋脊角连
续性或收缩期杂音伴周围血管疾病，不能解释的
ACEI（血管紧张素转化酶抑制药）或ARB（血

管紧张素受体阻断剂）应用后的氮质血症，不能解释的低钾血症、肾萎缩，或两侧肾脏大小不一，或单侧肾缩小＞1.5厘米，以及有动脉粥样硬化的易患因素，如吸烟、高脂血症、糖尿病等。如临床上高度怀疑本症，可作肾动脉彩超检查，以明确肾动脉狭窄是否存在和狭窄的程度，并做定位。

Question

10.

高血压患者为什么要做 24小时动态血压检查 **?**

血压测量是了解血压水平、诊断高血压、指导治疗、评估降压疗效以及观察病情变化的主要手段。在临床诊疗、人群防治和科学研究中常用三种血压值，即诊室血压、动态血压和家庭血压，三种血压值各有特点。

（1）诊室血压

诊室血压由医护人员在诊室按标准规范进行测量，目前仍然是评估血压水平、临床诊疗及对高血压进行分级的常用较为客观、传统的标准方法和主要依据。

（2）家庭血压

家庭血压由受测者自我完成，也可由家庭成员协助完成。家庭血压是在熟悉的环境中测量的，可避免"白大衣效应"。家庭血压还可用于评估数日、数周甚至数月、数年血压的长期变化和降压疗效，有助于增强高血压患者的参与意识，改善其治疗依从性。

（3）动态血压

由自动的血压测量仪器完成，24小时内测量次数较多，无测量者误差，也可避免"白大衣效应"，并可测量夜间睡眠期间的血压。因此，动态血压既可更客观地测量血压，还可评估血压短时变化和昼夜节律，估计靶器官损害及预后，比诊室偶测血压更为准确。

由经过培训的医护及技术人员负责管理、使用和维护动态血压计。佩戴袖带前，向受测者说明测压的注意事项。强调自动测量血压时，佩戴袖带的上臂要尽量保持静止状态。动态血压监测（ABPM）期间，要尽量保持以往平常生活或工作状态，但要避免佩戴袖带肢体大幅度活动，如握拳、提重物、驾驶汽车、骑自行车、手工劳作等，以防袖带位置移动或松动而影响测压结果的准确性。袖带位置移动或松脱可导致较大的数据误差或测不出血压，如果发生袖带位置明显移动或松脱，则应及时纠正。睡眠时上臂位置变化或被躯干压迫也可影响血压读数的准确性。

对普通人群和高血压患者的血压测量结果比较显示，动态血压监测所得到的血压值稍低于诊所测量的结果。推荐使用符合国际标准的监测仪，按设定间期24小时记录血压。一般设白昼时间为早上6点到晚上10点，每15～20分钟测血压一次；晚间为晚上10点到次日早上6点，每30分钟测血压一次。动态血压的国内正常参考标准：24小时平均血压值<130/80毫米汞柱，白昼平均值<135/85毫米汞柱，夜间平均值<125/75毫米汞柱。正常情况下，夜间血压值较白昼低10%～15%。

动态血压监测目前在临床上主要用于诊断"白大衣高血压"、隐匿性高血压、难治性高血压，评估血压升高程度和血压昼夜节律，尚不能取代诊室血压作为高血压诊断和分级的依据。动态血压监测在临床研究方面有很好的应用前景，例如心血管调节机制研究、心血管危险预测、新药或治疗方案疗效评价等。

11.

高血压患者为什么要重视
家庭血压自测

　　家庭血压自测是指患者自己或家属在医疗单
位外（一般在家）测量并记录血压的情况。家庭
血压自测一般推荐选择自动或半自动式电子血压
计。电子血压计使用方便，操作简单。一般不推
荐使用腕式血压计或手指式血压计。

　　许多研究提示，家庭血压低于医务人员在诊
室测量的血压水平。因此，家庭血压自测已成为
高血压诊断和治疗效果评价的重要方法之一，作
用不容忽视。家庭血压的主要特点如下。

（1）可靠性

　　与诊室血压相比，家庭血压可靠性更强。家

庭血压一般由合格的电子仪器自动测量，避免了人为的误差。

（2）真实性

初诊或需要改变治疗方案的高血压患者家庭血压自测至少需要测量7天，有调查显示，首次测量的血压值往往偏高，故取后6天血压平均值作为治疗参考的血压值，能真实反映患者某段时间的血压水平。家庭血压自测可筛查"白大衣高血压"和隐匿性高血压。

（3）简便性

家庭血压自测在家庭进行，不用到医院或诊室，简单方便，尤其是方便老年患者或工作忙的职业人群。

因此，凡有条件的高血压患者均应该积极进行家庭血压自测。高血压患者只有了解了自己的血压水平，才有可能积极主动配合医生的治疗，改善治疗依从性。患者为医生提供准确的常态下的血压信息，医生可更准确全面地评估患者的情况，做出科学的诊断和治疗决定，以便更加合理用药，规范管理，提高血压达标率。

12.

高血压患者如何在家
正确测量血压

?

　　高血压患者在家中测量血压的原则应与在诊
室中一致，半小时内禁烟、禁咖啡、排空膀胱，
坐位或仰卧位，安静环境下休息后测量。其中重
点强调如下：①自测血压应接受医务工作者培训
或指导，患者不能根据自测血压结果而随意增减
降压药，应在医务人员指导下调整用药；②测量
血压前至少休息5分钟；③测血压时患者务必保
持安静，不讲话，不活动；④取坐位者，双脚自
然着地，适当放松；⑤裸臂绑好袖带，袖带大小
合适；⑥袖带必须与心脏保持同一水平；⑦诊断
和治疗初期，每日早晚各1次，连续家庭监测血
压1周，长期观察时每3个月家庭监测血压1周。

在家中自测血压的频率如下：

（1）初始阶段

初诊高血压或初始自测家庭血压者，应该每天早、晚各1次（早上和晚上都要在6点到9点这个时间段），每次测量2～3遍，连续自测7天，去除第1天血压值，计算后6天血压平均值作为评估治疗的参考。最好在早上起床后，服降压药和早餐前，排尿后，固定时间自测坐位血压。无法连续测量7天者，至少应连续测量3天，以后2天血压平均值作为治疗评估的参考。

（2）治疗阶段

如血压稳定且达标则每周自测1～2天；如血压不稳定或未达标，则增加次数，每天2次或每周数天。家庭血压自测数据应该作为治疗的参考。如果要改变治疗，应该参考家庭自测血压2周的平均数值。

（3）随访阶段

如高血压已控制，家庭血压应当每周测1～2天，早晚各1次；如怀疑高血压未控制或治疗的依从性差，则应增加家庭血压自测的频率。长期观察者，每3个月重复第1周家庭自测血压的频率，即每天早晚各1次，连续7天。

（4）特殊情况

对"白大衣高血压"、隐匿性高血压或难治性高血压的鉴别，建议每天早晚各测1次，连续测量2～4周。

13.

左右手臂测血压有什么差别吗

　　人体是一个无比复杂的有机体，其生理、病理的过程相当复杂，影响因素众多，约20%的人左右上臂血压之差＞10毫米汞柱（称为臂间血压差异），如果臂间血压之差持续＞20毫米汞柱，高度提示有多发性大动脉炎、先天性动脉畸形、血栓闭塞性脉管炎的可能。胸痛伴两臂血压差异的疾病，多考虑动脉夹层及冠心病、急性心肌梗死。正常人群中，左右上臂收缩压之差＞5毫米汞柱的占21.4%，≥10毫米汞柱的占7.1%；舒张压之差≥5毫米汞柱的占11.7%，未发现舒张压之差≥10毫米汞柱的。高血压患者左右上臂收缩压之差≥5毫米汞柱的占31%，≥10毫米汞柱的占10%。左右上臂血压差异明显是心脑血管病的一个危险因子，因此推荐第一次检查血压时左右上臂血压均要测量。当左右上臂血压不一致时，采用数值较高侧手臂测量的血压值。

目前，对于臂间血压差异的原因尚有待进一步研究，主要观点如下：

（1）物理学的能量守恒与转化定律

血液由左心室射出，随着行程的延长及其与血管壁的摩擦，它所具有的体积与能量将越来越小，故而它对血管壁的侧压力也将越来越小。根据体循环的动脉解剖，右肱动脉较左肱动脉先从主动脉弓分出，故其获得的能量较后者多，对血管壁的侧压力也较左侧大，因而右臂血压比左臂高。但是，以上解释并不能说明为什么在人群中还存在大约40%的人左臂血压大于或等于右臂血压。

（2）与利手有关

国人大部分为右利手，右侧肢体活动多，肢体活动一方面使血运丰富，血液供应量充足，另一方面也锻炼了肌肉，使手臂增粗，肌肉发达，而肌肉对血管的挤压作用使血管管径增粗。有研究发现，右利手人群中存在有意义的收缩压差异，而左利手人群中则不存在，而舒张压二者之间并无差异。但左利手的样本量太少，因此仍需要有大样本的左右利手人群做比较。

（3）与年龄有关

尽管年龄不能预测平均的臂间血压差异，但在血压差异大于10毫米汞柱的人群中，年龄是唯一有意义的预测因素。随着年龄的不断增长，存在有意义的臂间血压差异的可能性随之增长。

由于臂间血压差异的存在，因此在门诊或医院，尤其针对老年患者，为做出某种疾病的诊断或排除性诊断时，有必要同时测左右臂的血压，并标明左右手以便比较，还应根据血压相对高的一侧长期随访，监测血压波动。

Question

14.

电子血压计和水银血压计
哪个更好

目前，测量血压时电子血压计和水银血压计的使用越来越广泛。大体上来讲，电子血压计使用更方便，水银血压计测量更准确。

电子血压计操作简单，使用方便，有利于提高高血压患者治疗的依从性，方便所有高血压患者和老年人在医务人员的指导和培训下定期进行家庭血压监测。医用自动电子血压计可以自动提供收缩压、舒张压、平均动脉压、心率和测量时间，从而减少血压数值尾数选择的偏好和主观偏倚。更重要的是，不需要复杂详细的血压测量强化训练。医用自动电子血压计的另外一个优点是能够储存数据供以后分析使用。目前的趋势是医用自动电子血压计正在逐渐代替传统台式水银血压计，许多国内外大型临床研究已经用医用自动电子血压计代替台式水银血压计来测量血压。

虽然医用自动电子血压计应用越来越广泛，但它仍有不足，如示波技术不能在所有情形下测定血压，尤其是对心律失常的患者，比如快速型心房颤动；有医生怀疑部分血压测量数值的可靠性。

水银血压计已有100多年的临床应用历史，是所有临床科室医护人员必须掌握的重要测量方法之一，也是目前评估血压水平、临床诊疗及对高血压进行分级常用的较为客观、传统的标准方法和主要依据。水银血压计测量更准确，但需要听诊技术，老年人、肢体活动受限者或文化程度低者不方便使用，容易发生测量和记录偏差。且水银对人体和环境有一定的危害性，因此使用水银血压计时要防止水银泄漏。

无论是使用电子血压计还是水银血压计，都应定期进行校准维护，以保证其测量数据的准确性和可靠性。

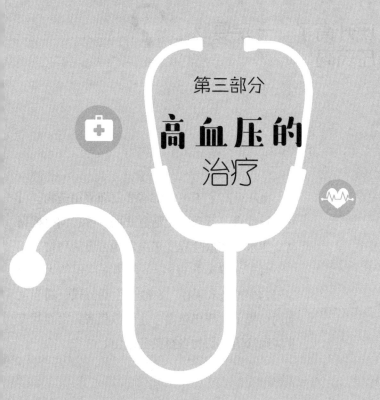

第三部分

高血压的
治疗

Question

1.

血压升高了，一定要吃
降压药吗

　　血压升高了不一定都需要立即服用药物，可
先进行饮食、运动等生活方式的调整，同时根据
高血压水平和危险程度来决定是否服用药物。

　　对于多日（超过3日）所测血压值均大于或
等于140/90毫米汞柱，在改善生活方式、适当运
动的前提下血压仍然高于正常数值者，需要找专
业医师诊治，切勿自行买药服用。

2.

降压药应该怎么服用?
服用多久? 漏服了
怎么办

大部分降压药应该晨起服用,但也可以在医师指导下在其他时间服用。

(1)长效作用药物

包括钙通道拮抗剂、血管紧张素转化酶抑制药、血管紧张素Ⅱ受体阻滞剂等。钙通道拮抗剂口服吸收良好,不受食物影响,空腹或餐后服用疗效相当。血管紧张素转化酶抑制药中,喹那普利、培哚普利空腹服用疗效好,西拉普利、福辛普利、贝那普利、依那普利、赖诺普利可空腹服用,也可与食物一起服用,降压效果不受明显影响。血管紧张素Ⅱ受体阻滞剂与食物同服时,吸

107

收率下降，吸收速度减慢，但总的降压效果不受明显影响。为了控制清晨高血压，防止心脑血管事件发生，通常主张晨起即服长效作用药物。

（2）中效作用药物

大多数中效作用药物空腹服用较饭后服用起效快，如β受体阻滞剂美托洛尔、兼有α受体和β受体阻滞剂作用的阿罗洛尔空腹服用后能较快缓解心悸等症状。不过，老年人、糖尿病患者或自主神经调节功能欠佳者为避免体位性低血压等不良反应，一般应在饭后或两餐之间服用。

中效作用药物在早晨及午后2小时服用，可降低日间活动后升高的血压，24小时平稳降压。地尔硫卓缓释片及硝苯地平缓释片的剂型为薄膜状外壳，不能分割服用，需每隔12小时服药一次，对于夜间血压明显低于日间血压者，应酌情在医生指导下，根据动态血压的结果选择最佳的服药时间，以免夜间血压过低。

（3）短效作用药物

卡托普利口服吸收受食物影响，如空腹服用可吸收60%～75%，餐后服用仅吸收30%～40%，故建议餐前1小时服用。硝苯地平、可乐定口服吸收良好，一般不受食物影响，空腹或舌下含服起效更快，一般应在血压明显升高时临时服用。拉贝洛尔由于同时阻断α受体和β受体，可引起体位性低血压、胃部不适等不良反应，因此老年人及糖尿病患者应在餐后服用。

除以上几类降压药外，对胃有刺激作用的药物需餐后服用，以减少空腹服用时胃部不适的症状，如吲哒帕胺一般应在早餐后服用。老年人如有餐后低血压反应者，应在两餐间服降压药。如偶尔忘记服药，且该药应在餐后服用，可在少量进食后补服药物。

高血压患者需长期服药，打"持久战"，即使血压趋向正常也不要自行停药。如不按规定间隔时间用药，血压可能重新升高，甚至造成中风和猝死的严重后果。

对于漏服药物的情况，不同剂型的处理方法不同。长效降压药半衰期一般较长，在服药后的48小时甚至72小时内，血液中的药物还能维持一定的浓度，即使连续两三天漏服，血压也可被控制在一定范围内，因此一般不必加服。但是，如果漏服时间超过72小时并且血压升幅较大，则应加服一次短效降压药，之后按正常周期服药即可。

短效降压药漏服后，往往会造成血压升高。在白天，紧张的生活、工作节奏，容易使血压波动较大，应该补上漏服的药物。而且，若漏服时间大于两次用药间隔的1/2，须立即补服，并适当推迟下次服药的时间。在夜间，人体活动趋于缓慢，血压也较为平稳，漏服后不一定要补服。

需要指出的是，当降压药漏服时，千万不要擅自加量，不能把两次的剂量合并在一起一次服用，这样做有可能导致血压骤降，诱发脑梗死而造成严重后果。

3.

血压高，自己买点儿药
吃行不行

高血压的原因很多，有原发性的，有继发性
的，一般继发性高血压用降压药治疗效果较差，
需要找到导致高血压的原因，对症治疗，否则服
用大量降压药物不但效果不佳，而且可能导致很
多并发症，使病情恶化。对于原发性高血压，在
没有就医的情况下在药店买药治疗也是不好的，
因为降压药有上百种，必须根据个体情况选择合
适的药物才能达到最好的治疗效果，所以需要在
医生检查后制订合理的治疗计划。

Question

4.

高血压常用的治疗方案是怎样的

（1）改善生活行为

包括减轻并控制体重、减少钠盐摄入、补充钙和钾盐、减少脂肪摄入、增加运动、戒烟、限制饮酒、减轻精神压力和保持心理平衡。

（2）合理选择降压药物

选择降压药应遵循四项原则，即小剂量开始、优先选择长效制剂、联合用药、个体化治疗。大多数无并发症的高血压患者可以单独或者联合使用噻嗪类利尿药、β受体阻滞剂等。治疗应从小剂量开始，逐步递增剂量。2级高血压患者在开始时就可以采用两种降压药物联合治疗。

5.

常用降压药有哪些？降压药 是不是越贵越好

降压药并非越贵越好，选择正确的才是关键。临床常用的降压药物种类及特点如下：

（1）利尿药

降压起效较平稳、缓慢，持续时间较长，作用持久，服药2~3天后作用达到高峰。适用于轻中度高血压，对盐敏感性高血压、合并肥胖或糖尿病、更年期女性和老年人有较强的降压效果。能增强其他降压药的疗效。不良反应是乏力。痛风者禁用。保钾排钠利尿药不宜与血管紧张素转化酶抑制剂（ACEI）合用，肾功能不全者禁用。髓袢利尿药可用于肾功能不全者。

（2）β受体阻滞剂

起效较迅速、强力，各药持续时间有差异。适用于各种不同严重程度的高血压，特别是心率快的中青年患者、合并心绞痛患者，对老年高血压疗效较差。不良反应有心动过缓、乏力、四肢发冷。急性心力衰竭、支气管哮喘、病态窦房结综合征、房室传导阻滞、外周血管病者禁用。

（3）钙通道阻滞药

起效迅速、强力，降压疗效和降压幅度较强，疗效与剂量成正比，疗效的个体差异较小，与其他类型降压药联合治疗有增强作用。除心力衰竭外较少有禁忌证。对老年患者降压效果较好，不受非甾体抗炎药物干扰，对嗜酒患者也有显著降压作用。可用于合并糖尿病、冠心病和外周血管病患者，长期使用有抗动脉粥样硬化作用。不良反应是引起心率增快、面部潮红、头痛、下肢水肿。心力衰竭、窦房结功能低下、心传导阻滞者禁用非二氢吡啶类钙通道阻滞药。

（4）血管紧张素转化酶抑制剂

起效缓慢，效果逐渐增强，在3～4周达最大作用，限制钠盐摄入或联合利尿药，可使起效迅速、作用增强。对肥胖、糖尿病和靶器官受损的高血压患者具有较好的疗效，尤其适用于伴心力衰竭、糖尿病和心肌梗死后患者。不良反应是有刺激性干咳和血管性水肿。高血钾症、妊娠和双侧肾动脉狭窄者禁用。血肌酐超过3毫克使用需谨慎。

（5）血管紧张素Ⅱ受体阻滞剂

起效缓慢，但作用持久而平稳，在6～8周达最大作用，作用持续时间达24小时以上。限制钠盐摄入或联合利尿药可使疗效明显增强。治疗剂量窗较宽，剂量增大而作用增强。本类药直接与药物有关的不良反应少。ARB（血管紧张素受体阻断剂）的治疗对象和禁忌证与ACEI相同，是后者产生不良反应后的替换药。

Question

6.

单片复方制剂降压好吗

在高血压的药物治疗上，目前已经逐渐过渡到单片复方制剂。这是因为联合用药时，如果患者吃的药片太多，就不容易依从，而将几种药做成1片，患者服用方便，依从性就会大大加强。

从临床试验看，单片复方制剂有更好的安全性和预防心血管病的趋势，从长远看，单片复方制剂能够改善病情且降低患者的医疗费用。综观全局，联合用药和使用单片复方制剂，已经成为抗高血压用药的推荐方法。

7.

高血压可以根治吗

　　原发性高血压是不能根治的，需要终生服药，但如果是诱因明显的继发性高血压，比如妊娠高血压、肾脏血管狭窄引起的高血压，在去除了原发病后一般血压是可以正常的。所以，对于某种"神奇的药物"能根治高血压的宣传一定要警惕，咨询医生是最好的选择。

　　高血压也并非不治之症，只要充分降压，长期让血压保持在正常范围，高血压可能造成的危害就能控制住。高血压患者完全可能通过自身调节（生活方式调节和非药物方法）和药物治疗达到血压正常、维持健康的目的。所以我们也常常看到有些老人已经八九十岁的高龄了，患高血压也几十年了，但由于血压控制得比较好，所以身体依然很硬朗。因此，年轻的高血压患者不要因为患了高血压就心情沮丧，认为自己身体完了，每天很不开心。现在的医学技术已经可以用药物将这种疾病的危害降低到很小，高血压患者如果血压控制得当，几乎可以和正常人寿命一样。而且医学科学也在不断发展进步，终有一天我们会战胜这种慢性病。

8.

血压不高了，是否还要服用降压药 **?**

　　一旦诊断为高血压，降压药是不能停用的，虽然吃药可以使血压降至正常，但正常后还是需要服药的，盲目停药会导致血压的反弹，造成严重后果。

　　如果血压一下降就立即停药，然后在血压升高时再服药，即服药—停药—服药，结果会导致血压出现升高—降低—升高的情况，这不仅达不到治疗效果，而且还会由于血压较大幅度地波动，引起心、脑、肾发生严重的并发症，如脑溢血等。正确的服药方法是服药后如果血压下降至正常，可采用维持量继续服药，或者在医生的指导下对药物进行调整，增减药物品种或剂量，而不应完全停药。

9.

高血压患者血压降至正常了，反而感觉不舒服是怎么回事 **?**

　　有的高血压患者血压降至正常后，却开始出现头晕、恶心等不适症状，因此血压是应该维持原状还是坚决降至正常范围是很多患者的疑问。

　　我们都知道，血压长期超出正常范围，就会对人体的肾脏、心脏、血管等产生危害，如果不严格加以控制的话，甚至会发生脑梗死、脑出血、心衰等一系列的心脑血管疾病。因此，对于血压高的人，降压是一件必须要做并且刻不容缓的事情。如果患者降压之后出现了很多不适症状，那大多是由于降压速度过快导致的，可以尝试严格控制降压过程，使血压缓慢下降，这样就会减轻血压剧烈波动造成的不适，一般来说，降压过程宜控制在1~2周，即半个月内将血压下降至正常即可。

降压速度过快虽然会给患者带来不适，但只要血压在正常值范围内，一般对健康就不会造成损害，因此，高血压患者应该坚持将血压降至安全范围。

Question

10.

无症状性高血压需要服药吗 **?**

　　在我国，约半数高血压患者无明显自觉症状，身体其他部位也没有任何不适，但如果因此而对高血压不予理睬，那就错了，高血压的危害并不会因为无症状而降低！

　　实际上，血压的高低与主观感觉的相关性在每个人身上各不相同。有一部分病人早期就出现不适，而且这种不适感的确与血压的高低有明确关系，这种病人吃药、就诊就比较容易；而有些病人则没有不适感觉，往往会因为疏忽而导致出现高血压并发症。因此，只要有高血压，无论有无症状，都应定期检测血压，坚持服用药物维持治疗。

11.

利尿药有什么不良反应

利尿药主要通过抑制肾脏远曲小管对钠离子和水的再吸收，达到排钠利尿的作用，使人体内钠和水的排出量超过摄入量，降低高血容量负荷而发挥降压作用。

利尿药主要包括噻嗪类利尿药、袢利尿药、保钾利尿药与醛固酮受体拮抗剂几类。噻嗪类利尿药根据结构不同可分为噻嗪型利尿药（如吲达帕胺、氯噻酮）和噻嗪样利尿药（如氢氯噻嗪、苄氟噻嗪）。

在我国，治疗高血压在临床上应用较多的噻嗪类利尿药是氢氯噻嗪、吲达帕胺。小剂量噻嗪类利尿药适用于1～2级高血压或脑卒中二级预防，小剂量时对代谢影响很小，与其他降压药合用可显著增强其他降压药的降压作用（已经有以此药为基础组成的固定复方制剂），减少不良反应，尤其适用于老年高血压、单独收缩期高血压或伴心力衰竭患者，也是难治性高血压的基础药物之一。

噻嗪类利尿药不良反应与剂量密切相关，故临床上一般采用小剂量。利尿药比较普遍的不良反应为诱发低钾血症、低血钠、高脂血症、高血糖和高尿酸血症等，其中低钾血症最为常见，此时病人常出现全身无力、肌肉张力低下、腹胀、食欲不振、消化不良、心慌等症状。为预防此症可采取间歇疗法或与保钾利尿药合用，或在平时饮食中进食富含钾的食品，如瘦肉、海产品等；如果发现血钾低应及时补充钾盐。除此之外，身体状况不同的患者服用利尿药也会产生不同的状况，如肾功能不正常的患者服用后血尿素氮和肌酐可增高，痛风患者服用后血尿酸可升高，或诱发痛风。因此，患有上述疾病的高血压患者应慎用利尿药，并定期检查尿酸、血糖、血脂及电解质。

12.

钙通道阻滞药有什么不良反应 ?

钙通道阻滞药即钙离子拮抗剂，其降压机制主要是通过阻断血管平滑肌细胞上的钙离子通道发挥扩张血管、降低血压的作用。钙通道阻滞药可分为二氢吡啶类与非二氢吡啶类，其中二氢吡啶类（如硝苯地平）主要作用于动脉，而非二氢吡啶类（如维拉帕米）和苄噻嗪类（如地尔硫䓬）则血管选择性差，对心脏具有包括负性频率、负性传导和负性肌力作用。

目前我国应用的钙通道阻滞药主要是二氢吡啶类，这类药物常见的不良反应较轻，包括反射性交感神经激活导致心跳加快、面部潮红、头痛、头晕、踝部水肿等。

124

（1）反射性心跳加快

多由于钙通道阻滞药扩张血管，出现反射性交感神经激活所致，使用长效制剂可减小此类反应。

（2）面部潮红、头痛、头晕

为药物的扩张血管作用所致，随用药时间的延长，症状可以减轻或消失，此类不良反应的出现与剂量有关，如症状明显或患者不能耐受，可以换用另一类降血压药物。

（3）胫前、踝部水肿

为常见不良反应，一般水肿较轻微，可睡觉时抬高双脚，或与利尿药合用，以减轻或消除水肿症状。

13.

β受体阻滞剂有什么
不良反应 **?**

　　β受体阻滞剂主要通过选择性地与β受体结合，抑制过度激活的交感神经活性，抑制心肌收缩力，减慢心率，从而发挥降压作用。此类降压药可分为三种：非选择性β受体阻滞剂，选择性β_1受体阻滞剂，非选择性、作用于β和α受体的阻滞剂。

　　常用的β受体阻滞剂包括美托洛尔、比索洛尔、卡维地洛和阿替洛尔等。此类药物常见的不良反应有支气管哮喘、肢体冷感、乏力、阳痿等，除此之外，支气管哮喘、高血糖、高血脂患者等也容易因为服用β受体阻滞剂而加重病情，特别是本来就患有高脂血症、糖尿病和哮喘、高尿酸血症的患者。另外，使用过多的β受体阻滞剂会造成急性心力衰竭的危险，建议有基础疾病的患者慎用或从小剂量开始服用，确认身体可以接受后再逐步缓增。虽然糖尿病不是使用β受体阻滞剂的禁忌证，但是β受体阻滞剂可增加胰岛素抵抗，还可能掩盖和延长降糖过程中的低血糖反应，使用时必须注意，如果必须使用，应使用选择性β_1受体阻滞剂。常见不良反应发生的原因及防治方法如下。

(1) 支气管哮喘

为药物阻滞β_2受体所致。β_2受体主要分布于支气管平滑肌、血管平滑肌等，因此，一般来说，患支气管哮喘和慢性阻塞性肺疾病的患者应慎用。肺部疾病较轻且非用不可时，可在医师指导下使用，用药后应密切观察，如有不适，及时就诊。

(2) 肢体冷感

为药物阻滞β_2受体所致。β_2受体阻滞可导致外周血管收缩，在患者原来患有闭塞性外周血管病的基础上，可造成肢端苍白、疼痛、冷感，间歇性跛行症状加重，因此患有闭塞性外周血管病的患者，应注意禁用或慎用β受体阻滞剂。

(3) 乏力、阳痿

大剂量长期使用β受体阻滞剂可能发生乏力、阳痿。必要时停药，严重时及时就诊。

(4) 心力衰竭加重、心动过缓、传导阻滞

这些症状是药物阻滞β_1受体对心脏的负性频率和负性传导作用所致，故服用此药时应注意测量心率，保持心率在60次/分的水平较佳，同时如果患有心衰时，应注意有无水钠潴留加重。

因为上述不良反应的存在，慢性阻塞性肺疾病患者、运动

员、周围血管病患者或糖耐量异常者应慎用。需注意的是长期应用后突然停药可发生反跳现象，即原有的症状加重或出现新的表现，较常见的有血压反跳性升高，伴头痛、焦虑，冠心病患者可诱发心绞痛等，因此，此类药物应杜绝自动停药。

14.

血管紧张素转化酶抑制药
有什么不良反应

　　血管紧张素转化酶抑制药（ACEI）的作用
机理是降低血液循环中血管紧张素Ⅱ的水平，消
除其直接的缩血管作用。此外，该类药的降压作
用还可能与抑制缓激肽降解有关。常用的血管紧
张素转化酶抑制药包括卡托普利、依那普利、贝
那普利、雷米普利、培哚普利等。此类降压药降
压作用明确，对糖脂代谢无不良影响。限盐或加
用利尿药可增加其降压效应。

　　该类降压药具有改善胰岛素抵抗和减少蛋白
尿作用，对肥胖、糖尿病和心脏、肾脏等靶器官
受损的高血压患者具有较好的疗效，尤其适用于
伴慢性心力衰竭、心肌梗死后伴心功能不全、糖

尿病肾病、非糖尿病肾病、代谢综合征、蛋白尿或微量白蛋白尿的患者。

该类药最常见的不良反应为持续性干咳，多见于用药初期。一般表现为长期咳嗽性干咳，有时伴有鼻塞或喘息，或持续性剧烈咳嗽，卧位及睡眠时加重。服用止咳药或抗生素无效，吸烟者更易发生。其机理可能与此类药物激活喉部的缓激肽通道、前列腺素的合成有关，症状较轻者可坚持服药，不能耐受者可改用血管紧张素受体拮抗药。其他不良反应有低血压、皮疹，偶见血管神经性水肿及味觉障碍等；长期应用有可能导致血钾升高，应定期监测血钾和血肌酐，血肌酐水平 ≥ 3毫克/分升者慎用此药；该类药还有致畸作用，因此双侧肾动脉狭窄、高钾血症患者及妊娠妇女坚决不能服用。

15.

血管紧张素受体拮抗药
有什么不良反应

血管紧张素受体拮抗药（ARB）是通过阻断血管紧张素Ⅱ型受体发挥降压作用的，ARB是继ACEI后，对高血压及心血管疾病等具有良好作用的作用于RAAS的一类降压药物。低盐饮食或与利尿药联合使用能明显增强疗效。

ARB与ACEI相比，虽然降压和心血管保护作用有许多相似之处，但它是作用于血管紧张素Ⅱ受体，能更充分、更直接地阻断RAAS，因此具有较好的降压效果，且无ACEI的干咳、血管紧张性水肿等不良反应，可作为不能耐受ACEI者的替代药。

该类药不良反应少见，偶有腹泻，长期应用可升高血钾，应注意监测血钾及肌酐水平变化。双侧肾动脉狭窄、高钾血症者及妊娠妇女坚决不能服用。

16.

为什么降压治疗主张 "早达标" ?

在人类防治高血压的漫长进程中，越来越多的研究表明，降低血压是减少心血管事件最有效的手段。通过降低血压，可以有效预防或延迟脑卒中、心肌梗死、心力衰竭、肾功能不全等心脑血管并发症的发生。一些研究表明，舒张压每降低5毫米汞柱（收缩压降低10毫米汞柱），可使脑卒中和缺血性心脏病的风险分别降低40%和14%。因此，高血压患者将血压值控制在理想的水平具有重要意义。

降压治疗需根据个人情况尽快达到降压目标，对于没有并发症、稍为年轻的高血压患者，应将血压降至140/90毫米汞柱以下；65岁及以上老年人的收缩压应控制在150毫米汞柱以下，如能耐受还可进一步降低；伴有慢性肾脏疾病、糖尿病，或病情稳定的冠心病或脑血管病的高血压患者，一般可以将血压降至130/80毫米汞柱以下。

在高血压初步诊断后，均应立即采取治疗性质的生活方式或药物治疗。在患者能耐受的情况下，尽早将血压控制达标，并坚持长期治疗。治疗2~4周后，记录血压值，找有关医生评估血压是否达标。如达标，则继续维持治疗；如未达标，应及时调整治疗方案。对1~2级高血压，一般治疗后4~12周达标；若患者治疗耐受性差（如出现由降压太快引起的头晕、乏力等）或高龄病人，达标时间可适当延长。

有研究显示，与非早期降压患者比较，早期（4周内）控制血压可降低心肌梗死风险11%、脑卒中风险17%，总的死亡风险10%。所以对于高血压应注意早期筛查，及早干预，早期达标，以有效降低心脑血管事件。

17.

患了高血压，是不是降压越快越好 ？

众所周知，对于高血压患者，及时将血压降低到目标血压（一般降压目标是140/90毫米汞柱以下，高风险患者是130/80毫米汞柱以下，老年人收缩压是150毫米汞柱以下）水平，可以显著降低心脑血管并发症的风险。

但及早降压并不等于越快越好。一般来讲，除非出现高血压危象，否则高血压患者均宜平稳而逐步降压。因为血压下降过快过低不但会使患者出现头昏、乏力等体位性低血压的不适症状，还极易发生缺血性脑中风，因此降压治疗必须掌握住缓慢平稳的原则。大多数高血压患者，应根据病情在数周内将血压逐渐降至目标水平。年轻、病程较短的高血压患者，降压速度可快一点，但老年人、病程较长或已有靶器官损害或并发症的患者，降压必须和缓，以在2~3个月内达标为宜。

18.

遵医嘱服药血压仍控制
不好是怎么回事

　　首先要明白一点，服用药物治疗疾病是一个
循序渐进的过程，不可能一蹴而就，我们需要用
积极的态度去面对。遵医嘱服用药物，而血压控
制不理想，需要从以下几个方面来考虑。

（1）遵医嘱是否到位

　　服用降压药的时间、剂量以及饭前服还是饭
后服都是很有讲究的，而患者一般都不是医学专
业的，没有受过系统培训，因此就存在患者对医
嘱细节注意不到的可能，导致医嘱的执行不到
位，这样降压就可能达不到理想的效果。

（2）药物是否恰当

服用降压药强调的是个体化针对性的治疗，因为药物对每个人的作用可能并不相同，而医生在初次为患者开药治疗时，都是根据经验，遵照大量样本得出来的一个平均值给药，只能说这个药物的平均值对大部分人是有效的。如果有患者刚好对这个药物不太敏感，或者对这个平均值不敏感，那降压效果就不理想，这个时候就需要患者把情况告诉医生，让医生根据实际情况调整药物种类和剂量。

（3）其他因素影响

影响治疗效果的因素还有很多，很难一一列举。例如小明和小强都得了高血压，医生根据他们的血压水平，都予以A药，剂量相同。但是小明没有告诉医生他最近胃肠功能不好，吃进去的东西很快就会拉出来；小强没有告诉医生他平时饮食口味很重，放盐很多，最近又经常熬夜。结果两人的血压都没有得到有效控制。这个时候小明和小强应该把所有的情况都告诉医生，医生就会给小明加用调理胃肠的药，并且改A药为更容易吸收的B药，而小强则应改掉高盐饮食和熬夜的习惯，仍然服用A药，这样两人的血压就都会得到很好的控制。所以在遵医嘱服用药物后效果不佳时，应该静下心来找一下原因，同时告诉医生，不能有所遗漏，这样医生才能根据情况使用更适合的药物。

19.

高血压患者都要服用
阿司匹林吗

?

阿司匹林具有许多作用，其中与心血管系统关系极其密切的作用就是抗血小板聚集。临床研究表明，阿司匹林通过抗血小板聚集的作用来降低血栓形成的风险，对各种缺血性心脑血管疾病有明确的益处。

高血压对血管内皮系统是一个较大的负担，容易造成血管损伤，而损伤的血管是产生血栓风险的危险因素，因此，高血压患者服用阿司匹林的主要目的是控制血栓风险，如心脏的血管——冠状动脉以及脑血管的栓塞风险，从而减少心肌梗死和脑梗死等血栓带来的危害。它本身对血压并无控制作用，不能代替降压药物。

有以下情况的高血压患者推荐每天服用阿司匹林：有心绞痛、心肌梗死病史；有脑血栓形成、短暂性脑缺血发作病史；有闭塞性周围动脉粥样硬化病史。没有上述情况的高血压患者，如果有以下情况，也推荐服用小剂量阿司匹林：有靶器官损害，比如左心室肥厚、颈动脉斑块、肾功能异常等；合并2型糖尿病。如果经医生评估，10年内发生缺血性心血管疾病的风险＞10%，也可以服用小剂量阿司匹林进行预防。具体来说，就是高血压同时伴有以下危险因素中的2项或者2项以上：吸烟、50岁以上的男性或者绝经后的女性、血糖或者血脂异常、肥胖（BMI＞24）、高同型半胱氨酸血症、有早发心血管病的家族史。

阿司匹林的抗血小板聚集作用有出血的风险，所以需要长期服用阿司匹林的患者有以下注意事项：

第一，在医生指导下，血压控制比较稳定（＜150/90毫米汞柱）后服用阿司匹林。如果在血压没有控制好的情况下擅自服用，可能增加脑出血的风险。

第二，因为长期应用阿司匹林可能增加消化道出血的风险，所以应用前最好进行消化系统的检查。比如有幽门螺杆菌感染的患者，建议根除幽门螺杆菌。如果有慢性消化道疾病、年龄＞65岁或者同时应用其他可能增加消化道出血风险的药物，需要采取相应的预防措施，比如服用质子泵抑制剂等。

第三，有活动性胃溃疡、严重肝病、出血性疾病的患者，禁用阿司匹林。如果医生没有推荐，不要擅自使用，如果医生告知需要用阿司匹林，也不要因为担心出血的风险而不敢用。

20.

高血压患者需要
降脂治疗吗

?

　　血脂升高可使血管内皮损伤、血管发生炎症、血管平滑肌增生、脂质沉积于血管壁，引起大中型动脉发生粥样硬化斑块，而动脉粥样硬化是发生心脑血管病的重要病理基础。血脂升高合并高血压时，可使血管损害加重，增加患心脑血管病的风险，所以发现血压升高后必须及时复查血脂水平。

　　大型临床研究发现，即使血脂水平不高，进行降脂治疗也能降低冠心病的风险。高血压患者同时合并高胆固醇血症危险因素时，其患心血管疾病的风险将显著升高，因此高血压患者的胆固醇管理应尽早启动、长期坚持、终生治疗。在降压基础上加用他汀类药物抗动脉粥样硬化已有充分的循证医学证据，能更有效地预防心脑血管疾病。

总之，高血压合并高血脂的患者需要进行降脂治疗，即便血脂水平正常的患者，有条件的情况下依然建议进行降脂治疗，因降脂治疗能给患者带来更多好处。

21.

中医治疗高血压
有哪些优势

?

　　高血压常归属于中医的"眩晕病""头痛病"范畴，中医治疗疾病是从整体观出发，辨证论治，重视个体化用药，因此，中医治疗高血压具有以下方面优势。

（1）辨证论治，缓解症状

　　中医治病以辨证论治为根本大法，因此能有效缓解高血压引起的诸多不适症状，如血压升高导致的头晕、头痛、耳鸣、失眠、胸闷、心悸气短、健忘、腰酸乏力等，靶器官（如心、脑、肾等）损害和相关疾病（如糖尿病、冠心病）引起的呼吸困难、气短、胸闷、紫绀（嘴唇或指甲、皮肤发紫）等。西药控制血压通常能较快使血压值恢复正常，但有时头晕、头痛等症状改善不明显。而中医以辨证为基础，强调整体治疗，针对不同患者进行个体化治疗，或滋阴潜阳、清热泻火、平肝息风，或补气养血、益精填髓，所以症状改善较为理想，患者生活质量能得到提高。

（2）更注重保护靶器官

中医的整体观指出，高血压不是单一因素致病，通常为多方面失衡引起，故应整体调节，对心、肝、脾、肺、肾均需做出调整，使得人体整体阴阳调和。对于高血压可能引起损害的靶器官，均予以考虑，整体治疗。对于以降压为主的西药可能带来的副作用，中药可以起到缓解调节的作用，从而辅助协同降压。

Question

22.

中医有哪些外治法可以协同降压

?

中医外治法是中医学的重要组成部分，其治疗方法简便易行，疗效确切，内容丰富，如敷贴、熏蒸、泡洗、针刺、按摩等，有许多方法对协同降压有良好效果。

（1）应用耳穴

耳朵上分布诸多神经末梢。长期的临床经验总结发现，耳朵上分布有许多穴位，予以有规律的有效刺激能有效调节神经，改善内分泌系统，从而调节机体机能。耳穴多使用按压、按摩、针灸等方式，如耳穴降压夹、耳穴压豆贴、耳针的应用等。再次，自己以双手对相应耳穴进行按压刺激也能有不错效果。

（2）应用身体穴位

人体分布有许多穴位，不同穴位有不同的调节能力，予以按摩、药物贴敷、针灸等治疗均能有效改善内环境、调节气机，从而协同降压。常用方式有：以经络为指引，按辨证论治予以穴位针刺、按压；根据患者四诊结果，辨证予以药物熬制成贴膏，贴于相应穴位；根据不同体质、不同证型，予以相应手法按摩、理疗，根据病情，辨证选择穴位，予以药物局部注射穴位；根据气机走向，循经脉路线，在相应位置施以埋线治疗；根据患者阴阳寒热，分清脏腑走行经脉，予拔火罐或刮痧等，从而起到疏导经络、调畅经脉、协助降压的作用。

（3）浴足及足底按摩

足底为又一重要的经脉汇集点，足三阴经与足三阳经交会于此，穴位分布密集，对刺激敏感，血管分布丰富，气血循行于此，所以予以辨证施治，可起到较好效果。浴足，即根据患者阴阳虚实，辨证后选方取药，调配成汤药，温热沐足，以热量引导药物，刺激双足气血经脉，从而以方便舒服的方式调节人体。足底按摩，是根据患者病情需要，辨证选穴，施以不同手法，或补或泻或平补平泻，从而达到治疗目的。

（4）应用药枕

头颈部血运丰富，神经更丰富，同时离神明之府大脑较为接近，根据各人的不同予以辨证用药，调配成枕芯，每日枕于脑后，药力缓缓渗出，调节身体，或清热除烦，或平肝潜阳，或补气健脾，或气血双补，或活血化瘀，最终可有效缓解高血压引起的头晕、头胀、头痛、耳鸣等不适，还能改善睡眠，协同降压。

23.

血压突然升高了，
怎么办

血压突然升高时，要冷静查找原因，同时积极寻求医生的帮助。

正常的血压产生可简单归纳为三方面：心脏、血液和运行血液的血管，血压突然升高的原因可以从这三个方面得到解答。因此凡是能够影响心脏收缩、血液容量、血管收缩舒张的情况均可影响血压，血压突然上升表明上述三个方面出现了急性改变，例如心脏收缩增强、血容量变多、血管收缩等。

对于平时靠药物维持血压稳定的患者，如果血压突然升高，首先需要考虑是不是降压药物漏服或少服了，其次考虑有没有导致心脏收缩增强的情况，如剧烈运动、心情紧张、大量饮酒等，最后考虑是否出现了病情加剧。针对第一种情况，予以纠正服药即可解决，第二种情况则需要减轻心脏负荷，如进行休息、缓解紧张、予以醒酒等，但对于第三种情况或者血压明显升高到很高的水平，甚至出现头晕头痛、胸闷胸痛、心悸心慌等症状，则需要及时寻求医生的帮助。

24.

舒张压高，怎么办

　　舒张压，俗称下压或低压。一般高血压患者的收缩压与舒张压会同步升高，但即使是单纯的舒张压升高，同样可以诊断为高血压。单纯的舒张压升高指的是收缩压＜140毫米汞柱，同时舒张压≥90毫米汞柱的情况，多是血管紧张造成的，常见于成年男性和年龄较小的患者，不良的生活习惯（吸烟、酗酒和熬夜）、工作紧张、缺乏锻炼等是常见的诱因，一般预后尚可，可以通过改善上述行为从而得到缓解，慢慢恢复正常血压，对于血压无法达到理想水平者，则需要寻求医生帮助。

25.

脉压差特别大怎么办？
对人体有什么影响 **?**

脉压差是指收缩压减去舒张压的数值，又称为脉压。正常成年人在休息状态下脉压差为30～40毫米汞柱，一般来说，小于30毫米汞柱或大于40毫米汞柱均属不正常。

脉压差增大可以从两个方面分析，一是收缩压明显升高，或升高幅度较舒张压明显，多见于甲亢、动脉硬化、严重贫血和部分原发性高血压等，这个时候则需以治疗病因为主，系统治疗甲亢，纠正贫血，控制动脉硬化进展，控制原发性高血压。

二是舒张压降低，伴或不伴收缩压升高，一般见于心脏瓣膜病变（如主动脉瓣关闭不全、主动脉瓣反流等，可由风湿性心脏病引起，或先天性心脏病导致）、严重动脉粥样硬化等。同样的，这个时候应该积极针对病因治疗，如改善心脏瓣膜结构（手术治疗），改善心脏功能，积极控制动脉硬化进程。

此外，还要注意测量的影响因素，比如衣服皱褶压迫、双上肢动脉狭窄、剧烈活动后等，因此需要在尽量安静状态下，两侧手同时多次测量，从而排除干扰，得出最能反映血压水平的数值。

最后，还要考虑年龄因素，随着时间推移，人的血管系统逐渐老化硬化，导致主动脉弹性下降，舒张压下降，从而出现脉压差增大。

26.

高血压合并糖尿病
如何降压

糖尿病是可以引起高血压的。随着糖尿病的进展，可引起糖尿病肾病，随着肾功能的不断恶化，肾脏分泌功能的紊乱可引起血压异常升高，即肾性高血压。对于糖尿病肾病引起的高血压，以治疗糖尿病肾病为主要选择，一般降压治疗很难达到理想的效果。

对于非糖尿病引起的高血压，降压和控制血糖需要同时进行，相互协调。因为过高的血压可影响肾功能，而糖尿病对肾功能也会造成损害，所以肾功能需要重点保护，选择降压药物的时候需要选用对肾脏负荷较小的降压药，最好选择对肾脏有一定保护作用的药物，如ARB类降压药。

糖尿病和高血压同时存在的时候，对于饮食的控制需要更加严格，应严格控制盐、脂肪、糖类的摄入，降低心肾负担，积极进行锻炼，促进新陈代谢，注意规律作息，保持充分精力。

对于控制血压和控制血糖的药物要严格遵医嘱服用，不能随意更改停用，并且应做好血压和血糖的记录，以利于医生把握病情，制定正确的治疗方案。

27.

高血压合并肾病
如何降压

　　肾脏是血压调节的重要器官，肾脏疾病患者
易合并高血压，同时肾脏又是高血压损害的主要
靶器官之一，原发性高血压可以导致肾小动脉硬
化、肾功能损害。而高血压一旦对肾脏造成损
害，又可以因肾脏分泌功能的紊乱，加剧高血压
的严重程度，造成肾损害与高血压之间的恶性循
环，并进一步导致心脑血管病。

　　无论何种病因所致的慢性肾脏病，控制高血
压对于防止肾脏病变的持续进展和继发心血管并
发症都可起到十分关键的作用。降压原则包括：

（1）调整生活方式

　　强调限制盐的摄入，慢性肾脏病患者的肾脏

钠代谢调节能力会下降，血压的盐敏感性普遍会增加。推荐每天钠摄入不超过100毫摩尔（相当于每天摄入盐不超过5.8克）。

（2）合理选择药物

药物选择以阻断肾素–血管紧张素–醛固酮系统为中心，如ACEI和ARB。循证医学证据表明，对合并蛋白尿的患者，无论是糖尿病肾病还是非糖尿病肾病，在同等降低血压的前提下，使用上述肾素–血管紧张素–醛固酮系统阻断剂（RASI）可获得更多保护肾功能、降低蛋白尿的益处。为达到最佳降低尿蛋白的效果，ACEI/ARB通常需使用常规降压剂量的2倍以上。在使用过程中，应密切观察患者血压、电解质及肾功能的变化。目前证据提示两者联合应用在改善尿蛋白上较单药治疗可获益更多。

（3）多种降压药物联合治疗

上述药物可与钙拮抗剂、小剂量利尿药、β受体阻滞剂等联合应用。当血肌酐>2毫克/分升时，利尿药推荐选用袢利尿药。目前尚无循证医学证据提示何种联合方案为最佳选择。联合治疗时应逐渐增加用药品种和剂量，避免使血压下降过快，同时注意观察血压下降时肾功能的变化。

（4）急性肾病的治疗

因高血压急症（如恶性高血压）出现的急性肾功能损伤，可同时出现血尿、蛋白尿，应在静脉降压的同时积极使用RASI控制血压，必要时及时进行肾脏替代支持治疗。原发性高血压患者因高血压急症导致的急性肾功能损伤，可望在半年至一年有所恢复，脱离透析。

Question

28.

高血压合并脑卒中 如何降压

脑卒中（中风）是由于脑动脉闭塞或破裂而引起的脑部血液循环障碍，可分为两类：①缺血性脑卒中，如脑栓塞、脑血栓、短暂性脑缺血发作，患者可出现肢体麻木、偏瘫、语言含糊不清及神经系统症状，但多数患者意识常保持清醒；②出血性脑卒中，如脑出血及蛛网膜下腔出血，患者突然发病，可出现昏迷偏瘫、两侧瞳孔显著缩小或大小不等。脑卒中的急性期降压治疗多需要静脉降压药物，在此不多作讨论。

对于脑卒中慢性期患者，此时除继续改善脑循环、促进神经细胞代谢、加强瘫痪肢体功能锻炼等康复治疗外，适当地应用降压药物是非常必要的。首先，脑卒中患者仍然是高血压患者，积极降压治疗可以保护机体靶器官；其次，积极有效的降压是预防脑卒中再发的有效措施。

降压治疗原则：①降压要缓慢、持久和平稳，最好选用长效降压制剂，保持24小时平稳降压，减少血压波动对保护脑血管、减少脑卒中再发至关重要；②不加重其他心血管危险因素；③有降压以外的心脑血管保护措施，如保护缺血后的脑组织、促进神经细胞的再生等；④不降低脑血流量；⑤单种降压药物从小剂量开始，缓慢递增剂量或联合用药，争取将血压控制在140/90毫米汞柱以下，舒张压不低于65毫米汞柱。

Question

29.

高血压合并冠心病
如何降压

高血压最常损害的靶器官之一是心脏，高血
压可造成冠状动脉内膜损伤、血管壁增生肥厚、
脂质沉积、动脉粥样硬化斑块形成，导致冠心病
的发生。高血压对已有的冠状动脉粥样硬化病变
会产生加速及恶化作用，加剧冠心病的发展，
诱发心绞痛，重者可致急性心肌梗死、心脏性猝
死。

冠心病伴高血压者血压控制需更严格，一定
要达到目标血压，即要使血压降至140/90毫米汞
柱以下。对于老年患者及老年单纯收缩期高血
压者，应使收缩期血压降至150毫米汞柱以下。
单味降压药物仅使30％的患者血压达标，大部

分患者要使血压达标需应用两种或两种以上降压药物。当两种降压药物联合应用时应遵循A（或B）+C（或D）组合原则，三种降压药物联合应用时应遵循A+C+D组合原则。其中，A是指ACEI或ARB，即血管紧张素转化酶抑制剂或血管紧张素Ⅱ受体阻滞剂；B是指BB，即β受体阻滞剂；C是指CCB，即钙通道阻滞药；D是指利尿药。

Question

30.

妊娠高血压综合征
如何治疗

？

妊娠高血压综合征（简称"妊高征"）是妊娠期特有的疾病，包括妊娠期高血压、子痫前期、子痫。本病以妊娠20周后出现高血压、蛋白尿、水肿为特征，可伴有全身多脏器的损害，严重患者可出现抽搐、昏迷、脑出血、心力衰竭、胎盘早剥和弥漫性血管内凝血，甚至死亡。

（1）妊高征的病因

妊高征的病因至今尚未阐明，可能与以下因素有关：精神过分紧张或受刺激致使中枢神经系统功能紊乱；寒冷季节或气温变化过大，特别是气压升高；年轻初孕或高龄初孕；有慢性高血压、慢性肾炎、糖尿病等病史；营养不良，如贫血、低蛋白血症；体型矮胖，即BMI＞24；子宫张力过高（如羊水过多、双胎妊娠、糖尿病巨大儿及葡萄胎等）；家族中有高血压史，尤其是孕妇之母有重度妊高征史。

（2）妊高征的治疗

轻度妊高征应酌情增加产前检查次数，密切注意病情变化，注意以下几点：

休息

适当减轻工作，保证充足睡眠，在家休息，必要时住院治疗。

左侧卧位

休息及睡眠时取左侧卧位。左侧卧位可减轻右旋的子宫对腹主动脉和下腔静脉的压力，增加回心血量，改善肾血流量，增加尿量，并有利于维持正常的子宫胎盘血液循环。

注意饮食

应注意摄入足够的蛋白质、维生素，补足铁和钙剂。食盐不必严格限制，因为如果长期低盐饮食可引起低钠血症，易发生产后血液循环衰竭。此外，低盐饮食影响食欲，减少蛋白质的摄入，对母儿均不利。全身浮肿者应限制食盐。

药物治疗

药物治疗并不重要。为保证休息与睡眠，可服用镇静剂苯巴比妥或地西泮。

轻度妊高征患者经上述处理，病情多可缓解。但亦有少数病例，病情继续发展，成为中重度妊高征。中重度妊高征一经确诊，应住院治疗，治疗原则为解痉、降压、镇静、合理扩容及必要时利尿，适时终止妊娠。

（3）妊高征的预防

由于妊高征的病因不明，所以尚不能做到完全预防其发病。但若能做好以下预防措施，对预防妊高征有重要作用。

切实开展产前检查，做好孕期保健工作

孕妇应自觉从妊娠早期开始作产前定期检查，及时发现异常，给予治疗及纠正，从而减少本病的发生和阻止其发展。

注意孕妇的营养与休息

孕妇应减少脂肪和过多盐的摄入，增加富含蛋白质、维生素、铁、钙和其他微量元素的食品。此外，孕妇坚持足够的休息和保持心情愉快。

31.

儿童高血压如何治疗

对于儿童高血压，鼓励以家庭为基础进行干预。

鼓励将儿童静坐时间限制在每天2小时以下，包括看电视、玩电脑游戏等的时间。推荐进行规律的有氧体育活动，每天可进行30~60分钟中等强度的体育活动。但是在2期高血压未被控制时，应限制竞争性体育活动。

适宜的饮食调整：减少含糖饮料和高能量零食的摄入；增加新鲜水果、蔬菜、纤维素和非饱和脂肪酸的摄入；减少盐的摄入；推荐包括健康早餐在内的规律饮食。随机研究分析发现，婴儿期盐的摄取量可以影响青少年期的血压。每天盐的摄入量4~8岁儿童为1.2克,年龄大些儿童为1.5克。

儿童高血压药物治疗的适应证包括症状性高血压、继发性高血压、高血压合并靶器官损害、1型和2型糖尿病并高血压、非药物治疗降压效果不理想等。其他适应证根据临床具体情况而定,如儿童高血压同时合并有高脂血症,应该考虑应用抗高血压药物治疗。

首选治疗的药物为利尿药和β受体阻滞剂,其安全性和有效性适合儿科患者使用。在一些特殊情况下,应该使用特殊类型的抗高血压药物,如糖尿病和蛋白尿儿童应使用ACEI类或者ARB类。所有抗高血压药物都应该从最低推荐剂量开始,逐渐增加,直到血压控制满意。达到最高推荐剂量后,应添加另外一种类型的药物。在联合用药时要注意考虑药物的互补作用,如ACEI与利尿药合用、血管扩张剂与利尿药或β受体阻滞剂合用。

32.

高血压患者可以只服用
中药来控制血压吗

?

　　中医一般不以降压作为主要目标来治疗，立
足于调理患者的整体状态是中医的特点，所以单
论控制血压，中药并没有优势，但是中医药在高
血压预防和整体治疗方面的作用越来越显著。

　　首先，人们逐渐意识到西医降压药均有不同
程度的副作用，适用范围有限，联合用药又会增
加不良反应的发生率。而中药取自于天然药材，
合理应用对机体的副作用微乎其微。另外，轻度
高血压患者以及高血压前期人群可以利用中药
降压作用缓和、维持时间长的特点，有效控制血
压和预防血压升高。再者，现代许多病理药理
研究证实，中药复方制剂在机体内可多靶点发

挥作用，从多环节对机体状态进行调理，尤其在改善临床症状、提高患者生活质量和延缓靶器官损害的发生上具有明确的效果。最后，中医药干预手段较为多样，不局限于单一方法，可结合针灸、推拿、药浴、足浴、穴位贴敷、气功等外治法多方位、多手段进行综合治疗。因此，中医药综合干预在预防和治疗原发性高血压方面具有广阔的前景。

Question

33.

哪些高血压患者需要
手术治疗

以下三类高血压患者需要手术治疗：

（1）原发性醛固酮增多症引起的高血压

醛固酮是一种激素，如果它明显增多，人体内的水和钠会大量潴留，引发高血压等一系列症状。很多病会导致醛固酮增多，其中以醛固酮瘤最为多见。醛固酮瘤最适合手术治疗，手术后，65%的患者能完全恢复正常，多数患者在术后1~6个月血压会恢复正常。

（2）嗜铬细胞瘤引起的高血压

嗜铬细胞瘤主要表现为高血压和代谢异常，

手术是其最佳治疗方法。近年来，腹腔镜技术已经成功应用于嗜铬细胞瘤切除手术，具有手术切口小、术后恢复快的特点。

（3）肾血管性高血压

如果肾动脉狭窄段短，受损肾脏尚可保留，可以行介入治疗，经皮穿刺行肾动脉扩张或植入支架解除肾动脉狭窄，也可以根据情况采取不同的手术治疗改善肾脏血液供应，治愈高血压。如果肾脏已经萎缩，小于正常的一半以上，或功能严重丧失，而另一侧肾功能良好时，可以考虑患侧肾切除，术后患者的血压一般都能得到改善，甚至恢复正常。

第四部分

高血压的
康复与保健

1.

高血压患者如何运动

　　体力活动不足是高血压的危险因素，适度运动可以缓解交感神经紧张，促进糖脂代谢，降低高血压，减少心血管疾病风险。运动时收缩压可随运动强度增加而升高，中等强度的运动可使收缩压比安静状态升高30～50毫米汞柱，舒张压则变化轻微甚至基本维持稳定，而运动后的安静状态下血压水平可得到降低，一次10分钟中低强度的运动降压效果可持续10～22小时，长期规律运动可以增强运动带来的降压效果。

　　高血压患者适宜的运动方式包括有氧运动、力量练习、柔韧性练习、综合功能练习等。

（1）有氧运动

有氧运动指中低强度、有节奏、可持续时间较长的运动形式，比高强度运动在降血压方面更有效、更安全，是高血压患者最基本的健身方式，常见运动形式有快走、慢跑、骑自行车、扭秧歌、做广播体操、做有氧健身操、登山、登楼梯。建议每周至少进行3~5次、每次30分钟以上中等强度的有氧运动，最好每天坚持。

（2）力量练习

力量练习可以增加肌肉量，增强肌肉力量，减缓关节疼痛，增加人体平衡能力，防止跌倒，改善血糖。建议高血压患者每周进行2~3次力量练习，两次练习间隔48小时以上。可采用多种运动方式和器械设备，针对每一个主要肌群进行力量练习，每组力量练习以重复10~15次为宜。生活中的推、拉、拽、举、压等动作都是力量练习的方式。力量练习时应选择中低强度，练习时应保持正常呼吸状态，避免憋气。

（3）柔韧性练习

柔韧性练习可以改善关节活动度，每周进行2~3次柔韧性练习。在做柔韧性练习时，每次拉伸达到拉紧或轻微不适状态时应保持10~30秒；每一个部位的拉伸可以重复2~4次，累计60秒。

（4）综合功能练习

综合功能练习可以改善人体平衡能力、灵敏度、协调能力和步态等，可以改善身体功能，防止老年人跌倒。综合功能练习包括太极、瑜伽、太极柔力球、乒乓球、羽毛球等项目。

（5）生活中的体力活动

适当增加生活中的体力活动有助于血压控制。高血压患者可以适当做些家务、步行购物等。

中低强度运动较高强度运动在降血压方面更有效、更安全。中等强度运动可用以下标准评价：①主观感觉。运动中心跳加快，微微出汗，自我感觉有点累。②客观表现。运动中呼吸频率加快，微微喘，可以与人交谈，但是不能唱歌。③步行速度每分钟120步左右。④运动中的心率＝170-年龄。⑤在休息后约10分钟，运动所引起的呼吸频率增加明显缓解，心率也恢复到正常或接近正常。⑥运动后第2天感觉精力充沛，无不适感。

运动注意事项：①运动的适宜时间。高血压患者清晨6点到上午10点血压常处于比较高的水平，是心血管事件的高发时段，不宜进行运动，最好选择下午或傍晚运动。②高血压患者应避免短跑、举重等短时间剧烈的无氧运动，这类运动会使血压瞬间剧烈上升，引发危险。③安静时血压未能很好控制或超过180/110毫米汞柱的患者暂时禁止运动。

Question

2.

高血压患者如何饮食

高血压患者的饮食，以减少钠盐、减少膳食脂肪并补充适量优质蛋白、注意补充钙和钾、多吃蔬菜和水果、戒烟戒酒、科学饮水为主要要点。

（1）饮食原则

高维生素、高纤维素、高钙、低脂肪、低胆固醇、低盐。

（2）饮食方法

养成规律的饮食习惯

应少量多餐，避免过饱，而且应该定时定

量。肥胖者或有肥胖倾向的高血压患者，要少吃蛋糕、甜饼、甜点心、糖果等。

低盐

每人每天吃盐量应控制在2～5克（约一小匙）。大凡含钠多的食物，包括咸菜、咸肉、腐乳等，应在限制之列。

高钾

富含钾的食物进入人体可以对抗钠所引起的升压和血管损伤作用。高钾食物包括香蕉、菠菜、山药、毛豆、苋菜、大葱等。

低脂

高胆固醇食物有动物内脏、蛋黄、鱼子、各种动物油，低胆固醇食物有牛奶、各种淡水鱼。应限制高胆固醇的摄入，增加低胆固醇的摄入。

多果蔬

每天人体所需要的B族维生素、维生素C，可以通过多吃新鲜蔬菜及水果来满足，如芹菜、黄瓜、豆角、西红柿、猕猴桃、苹果等。

注意补钙

应多吃些富含钙的食品，如黄豆、葵花子、核桃、牛奶、花生、鱼虾、红枣、鲜雪里蕻、蒜苗、紫菜等。

注意补铁

研究发现，老年高血压患者血浆铁低于正常，因此多吃豌豆、木耳、猪血等富含铁的食物，不但可以降血压，还可预防老年人贫血。

科学饮水

天然矿泉水中含锂、锶、锌、硒、碘等人体必需的微量元素，比纯净水更适宜高血压患者饮用。一般情况下，每日可饮水1500～2000 mL。高血压患者应主动补水，但宜少量多次，每次200 mL左右，避免暴饮，可在清晨起床时喝一杯，晚上睡前喝一杯，其他时间酌情喝。

少喝酒

一般而言，血压会随着饮酒量的增加而升高，因此高血压患者最好少喝酒或者不喝酒。

3.

睡眠对高血压有何影响

睡眠对高血压的影响包括睡眠障碍对高血压的影响及睡眠呼吸暂停综合征对高血压的影响。

（1）睡眠障碍

睡眠障碍（主要是失眠）可影响血压水平，导致血压升高，同时血压升高引起的不适症状也可影响睡眠质量，许多高血压患者可伴有睡眠障碍，表现为入睡困难，睡眠浅，易觉醒，以及白天嗜睡。二者相互影响，形成恶性循环。失眠引起血压升高的具体发病机理尚未完全明确，目前的研究主要有以下3种认识。

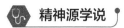 **精神源学说**

长期的失眠可使患者长期处于紧张、焦虑、烦躁、激动等情绪中，大脑皮层兴奋-抑制平衡失调，导致交感神经活动增强，小动脉血管长期处于收缩状态，周围血管阻力增加从而引起血压升高。

神经源学说

长期失眠可引起大脑的血管调节功能失调，使中枢发出的缩血管指令增多，从而导致血压升高。

体液调节学说

醛固酮是人体内的一种调节激素，可引起水钠潴留导致血压升高，醛固酮的分泌具有昼夜规律，清晨或清醒状态下分泌较多，睡眠状态下分泌较少。长期失眠使机体处于清醒和紧张状态，引起醛固酮分泌增多、水钠潴留从而导致血压升高；同时醛固酮分泌增多还可能引起血管紧张素Ⅱ的分泌增多，促使血管收缩而出现高血压。

睡眠对于血压水平具有显著影响，因此在高血压的治疗中，调节睡眠、恢复血压的昼夜节律对高血压靶器官损坏的逆转和长期预后具有重要的意义，对于睡眠障碍的患者应寻求医生帮助调理，提高睡眠质量。

（2）睡眠呼吸暂停综合征

睡眠呼吸暂停综合征是生活中常见到却容易忽视的升高血压的病症。该病多见于肥胖的男性患者，表现为睡眠中不同程度的打鼾，并出现口鼻气流均停止10秒以上，多有睡眠中憋醒的经历，醒来后可出现头痛、乏力，白天嗜睡，可有记忆力减退、注意力不集中等情况。如果在7小时的睡眠中呼吸暂停及低通气反复发作30次以上，或平均每小时睡眠中呼吸暂停+低通气次数达到5次或5次以上，可诊断为睡眠呼吸暂停综合征。

睡眠呼吸暂停综合征是引起高血压的独立危险因素，是引起继发性高血压的一种重要情况。该病与远期心血管疾病和代谢性疾病有关，包括高血压、肺动脉高压、心肌梗死、脑卒中、猝死和糖代谢异常。研究显示，50%～60%的睡眠呼吸暂停综合征患者同时合并有高血压，睡眠呼吸暂停综合征可导致夜间血压至少上升20～30毫米汞柱，主要以收缩压升高为主，而且24小时动态血压无昼夜节律性变化。

睡眠呼吸暂停综合征引起血压升高的原因主要与以下因素有关：用力呼吸暂停导致的交感神经系统兴奋性增加，呼吸暂停导致的低氧血症、高碳酸血症及显著的胸腔内压变化，频繁的唤醒反应和睡眠结构紊乱。如果该病不能得到有效治疗，血压往往难以控制，因此对于有睡眠呼吸暂停临床表现的患者，应及时到医院就诊治疗。减轻体重、改良睡眠习惯对睡眠呼吸暂停综合征的治疗十分重要。应避免使用可能影响上呼吸道扩张肌肉功能的中枢镇静剂，如乙醇、安定等，还要戒烟。患者仰卧时睡眠呼吸暂停会加重，因此宜侧卧或头和躯干抬高30°，以避免气道早期关闭，减少睡眠中不良事件的发生率。口腔矫治器和无创持续正压通气是睡眠呼吸暂停综合征治疗的主要手段，有鼻、咽、腭解剖异常的患者可考虑手术治疗。

4.

高血压患者需要戒烟吗

高血压患者需要戒烟。

烟草中的有害物质会使中枢神经和交感神经兴奋，心率加快，同时也会促使肾上腺释放大量儿茶酚胺，使小动脉收缩，导致血压升高。烟草中的尼古丁还会刺激血管内的化学感受器，反射性地引起血压升高。研究证明，吸一支烟后心率每分钟增加5～20次，收缩压增高10～25毫米汞柱。在未治疗的高血压患者中，吸烟者24小时的收缩压和舒张压均高于不吸烟者，尤其是夜间血压明显高于不吸烟者。吸烟的高血压患者，降压药的疗效降低，常需加大用药剂量；长期吸烟的高血压患者，远期预后差。

同时，吸烟者血液中一氧化碳血红蛋白含量增多，从而降低了血液的含氧量，使动脉内膜缺氧，动脉壁内脂质沉积增加，加速了动脉粥样硬化的形成，增加了冠心病、脑卒中、猝死和外周血管病发生的风险。

吸烟不仅对自身健康不利，吸烟产生的二手烟还对亲人、朋友和周围的人造成不良影响。被动吸烟对婴幼儿造成的损害尤其大，孕妇主动或被动吸烟，烟草中的有害成分通过胎盘直接损害胎儿的心血管系统，而且这种损害对下一代可能是永久性的。

5.

高血压患者可以喝酒吗

长期过量饮酒是高血压、心血管病发生的危险因素，研究显示，如果平均每天饮酒超过 3 个标准杯（酒精36克），收缩压与舒张压将分别升高3.5毫米汞柱与2.1毫米汞柱，且血压上升幅度随饮酒量增加而增大。

饮酒对于血压升高的影响主要通过几个作用机制产生：①长期饮酒对自主神经和脑循环产生影响，导致暂时性脑供血不足和脑代谢下降，反复多次对神经系统的刺激可引起交感–肾上腺系统激活，导致血压升高；②酒精对血管的压力感受器产生影响，引起压力感受器对血压反射性调节的敏感性降低；③慢性饮酒者周围血管对加压物质的敏感性增高可导致血压升高；④大量饮酒者可从啤酒或下酒菜中摄入过多的钠盐，引起体内水钠潴留，导致血压升高。

此外，饮酒还可对抗降压药的作用，使血压不易控制，而戒酒后，除血压下降外，患者对药物的治疗反应和依从性也会得到改善。限制饮酒量可显著降低高血压的发病风险。尽管有报道称少量饮酒可能减少冠心病发病的危险，但"少量饮酒"的定义不同，不同饮酒量与健康的关系很难达成共识，故不提倡少量饮酒预防冠心病，而高血压患者则最好不饮酒。

6.

是否可以只靠控制饮食和适当运动降压，不用降压药或者停服降压药 **?**

　　坚持健康的生活方式和服用降压药是治疗高血压的主要方法，二者缺一不可。健康的生活方式不仅包括合理膳食和适当运动，还要戒烟戒酒，保持心理平衡。健康的生活方式是基础，合理用药是血压达标的关键。两者必须结合才能有效控制高血压。

　　对于初诊的高血压患者，需要根据心血管危险分层来决定何时开始服降压药。低危患者先改善生活方式并监测血压及其他危险因素3个月，中危患者改善生活方式并监测血压及其他危险因素1个月，若血压仍≥140/90毫米汞柱则要启动药物治疗；高危、极高危的患者，必须立即开始服降压药并同时治疗并存的临床疾病。

目前，还缺乏针对高血压病因的根本性治疗方法，患者需长期，甚至终生服降压药。只有通过长期治疗，才可能使血压达到或接近目标血压，预防靶器官损害和高血压并发症的发生。有些患者服药后血压降至正常，就认为高血压已治愈，而自行停药，这是非常有害的做法。高血压和伤风感冒不同，高血压不能治愈，只能通过综合治疗被控制，这就需要长期，甚至终生服降压药。坚持服药是高血压患者的长寿之道。停药后，血压会再次升高，血压波动过大，对心、脑、肾靶器官的损害更严重。

7.

肥胖与高血压有关吗

肥胖与高血压密切相关。研究表明，肥胖者容易患高血压，在儿童时期，肥胖儿童就会出现血压波动。在20~30岁的成年人，肥胖者高血压的发生率要比同年龄正常体重者高一倍。在40~50岁的成年人，肥胖者高血压的发生概率要比非肥胖者多50%。身体超重的程度与高血压的发生也有关系，体重越重，患高血压的危险性也就越大。一个中度肥胖的人，发生高血压的概率是身体正常者的5倍多，是轻度肥胖者的两倍多。

肥胖者容易患高血压的原因主要有下面几方面：

第一，肥胖者的血液总容量增高，心脏的输出量增多，每分钟排入血管的血量增加，这是造成肥胖者易于合并高血压的重要原因。

第二，肥胖者常多食，他们血液中的胰岛素水平常高于不胖的人，这种多食和高胰岛素血症能刺激交感神经功能，使血管收缩，从而增大血管的外周阻力，造成血压升高。高胰岛素血症还可引起肾脏对钠的回收增多，增加血液容量，也可使血压升高。

第三，与正常体重的高血压患者相比，肥胖高血压患者同时还容易合并血脂异常和糖尿病，加之肥胖者的体力活动相对较少，所以动脉硬化的发生危险大大提高，变硬的血管就难以随着血液的排入而扩张，导致血压进一步升高。

经过减肥，高血压是可以明显减轻的。在降低血压的同时，减肥还可以减少胰岛素抵抗，增强体质，所以也会大大降低发生心脑血管疾病的危险。故建议超重的高血压前期患者积极加强运动，以阻止病情进一步发展；已明显超重的高血压患者应适当运动，以帮助控制血压；仅仅肥胖而无高血压的患者应积极采用饮食疗法，配合运动疗法控制体重，从而降低高血压的发生率。

8.

盐与高血压有关吗

　　盐与高血压是有相关关系的。有学者研究发现，高血压患者的食盐摄入水平高于非高血压人群近2倍。

　　食用盐的主要成分为氯化钠，大量研究证实，钠的代谢与高血压有密切关系，膳食中钠摄入量与血压水平呈正相关。人群中平均每人每天摄入食盐每增加2克，则收缩压和舒张压分别升高2毫米汞柱及1.2毫米汞柱。

　　研究证实，高盐饮食可引起高血压。目前世界卫生组织建议，每人每天盐摄入量在5克以下，中国营养学会推荐国民盐摄入量为6克，而我国人均食盐摄入量已达每天12克，因此目前更推荐清淡饮食，选用低钠盐，预防高血压等心脑血管疾病。不过尿毒症、肾功能受损等肾脏病患者不适合吃低钠盐。

总的说来，高盐饮食更易导致高血压，故我们提倡低盐饮食，尤其是高血压患者。

Question

9.

茶叶能代替降压药物吗

茶叶不能代替降压药物。茶叶中含有的茶多酚、茶氨酸、茶多糖等物质虽然被证实有降血压的作用，但单纯饮茶控制血压起效较慢，且作用较温和，故对高血压患者而言，治疗必须以药物治疗为主。

（1）可用于辅助治疗高血压的茶

菊花茶：所用的菊花以苏杭一带所产的大白菊或小白菊为佳，每次用3克左右泡茶饮用，每日3次，也可用菊花加金银花、甘草同煎代茶饮用，其有平肝明目、清热解毒之效，对高血压、动脉硬化患者有益。

山楂茶：山楂所含的成分可以助消化、扩张血管、降低血糖、降低血压。可每天数次用鲜嫩山楂果1～2枚泡茶饮用。

莲子心茶：莲子心是莲子中间青绿色的胚芽，其味极苦，却具有极好的降压去脂之效。用莲子心12克，开水冲泡后代茶饮用，每天早晚各饮一次，除了能降低血压外，还有清热、安神、强心之效。

决明子茶：决明子具有降血压、降血脂、清肝明目等功效。可每天数次用15～20克决明子泡水代茶饮用，为治疗高血压、头晕目眩、视物不清之妙品。

玉米须茶：玉米须不仅对降血压有效，而且也具有止泻、止血、利尿和养胃之效。每天数次泡茶饮用，每次25～30克。临床上常应用玉米须治疗因肾炎引起的浮肿和高血压。

（2）注意事项

不要用茶水送服降压药，因为茶叶的成分有可能会减弱降压药物的作用。最好在服用降压药物一个小时或者是半个小时之后再饮用茶水。

Question

10.

高血压患者吃哪些蔬菜有助于降压 ❓

蔬菜高维生素、高纤维素、低脂肪、低胆固醇、低盐的特点非常符合高血压患者的饮食要求，故建议高血压患者多食蔬菜类食物。

（1）芹菜

芹菜可降压、镇静、利尿。取鲜芹菜250克，洗净后用沸水浸泡约3分钟，切细捣碎取汁饮用，每次1小杯，每日2～3次。

（2）菠菜

菠菜适用于高血压有便秘、头痛、目眩、面赤者。用新鲜菠菜置沸水中烫约3分钟，取出以麻油拌食，每日2次，每次125～150克，每10日为1个疗程。

（3）海带

海带是一种营养丰富的海产品，对维持人体健康和治疗高血压等有很大的好处。用海带30克、草决明15克，水煎后吃海带喝汤，每日1次。或海带30克、绿豆60克，煮熟后顿服，每日1次。

（4）西红柿

西红柿性平味甘，有清热平肝、凉血降压、生津止渴、开胃消食的功效。每日早晨空腹吃鲜西红柿1～2个，对高血压的防治有益。

（5）葫芦

鲜葫芦捣烂取汁，以蜂蜜调服，每次一小杯，每日2次，7日为1个疗程。

（6）茭白

茭白性凉味甘，有利尿、降压、止渴等作用。取鲜茭白30～60克，水煎服，14天为1个疗程，停7天后再服14天。

（7）大蒜

大蒜内含大蒜皂苷，具有降压效应。于每日清晨空腹吃糖醋大蒜1～2个，并可同时喝些浸泡大蒜的糖醋汁，连续半个月，可见效。

（8）藕

藕可治高血压伴头胀、心悸、失眠等，每日取藕节3～4个，水煎服，14天为1个疗程。

（9）木耳

黑白均可，以清水浸泡12～24小时，加冰糖适量，蒸1～2小时，临睡前服。

需要注意的是，患者若同时患有甲状腺功能亢进症、糖尿病、胃病等其他疾病，应咨询专科医生后再考虑选用上述推荐的食材。

11.

高血压患者吃哪些水果有助于降压 **?**

　　水果是天然的维生素、矿物质的集合体，高血压患者应适量进食水果。

（1）适合高血压患者的水果

🩺 猕猴桃

　　猕猴桃有降低胆固醇及甘油三酯的作用，对高血压、高血脂、冠心病等有预防和辅助治疗作用。

🩺 苹果

　　苹果能够降低血胆固醇，降血压，保持血糖

稳定，具有防止血管硬化和冠心病的作用。近年来研究证实，多吃苹果特别有益于嗜盐过多的高血压患者。

火龙果

火龙果对糖尿病、高血压、高胆固醇、高尿酸等现代流行疾病有很好的疗效。

香蕉

香蕉中含有丰富的钾，每天吃上一根香蕉，就可以满足人体对钾的需求，稳定血压，同时还可以保护胃肠道，因此高血压患者应多吃香蕉。

芒果

芒果含有丰富的维生素A、维生素C，有益于动脉硬化、高血压等的防治。

草莓

草莓富含维生素和果胶物质，可预防动脉粥样硬化、冠心病，对高血压有一定功效。

枣

枣可辅助治疗心脏病、高血压，缓和动脉硬化。

西瓜

西瓜汁营养丰富，对高血压有好处。但西瓜性寒，过多食用会伤脾胃和阳气，并不适合经常食用。

乌梅

乌梅可用于高血压头晕失眠、夜间难入睡者，可取陈年乌梅3枚，加适量开水炖服，有降压、安眠、清热生津作用。

（2）适合高血压合并血脂异常或者高血压并发症较多患者的水果

橘子

橘子中含有丰富的维生素C和烟酸等，它们有降低人体血脂和胆固醇的作用，所以，冠心病、血脂高的人多吃橘子很有好处。

柚子

柚肉中含有非常丰富的维生素C以及类胰岛素等成分，故有降血脂、减肥、美肤养容等功效。

橙子

橙子中维生素C、胡萝卜素的含量高，能软化和保护血管，降低胆固醇和血脂。

柠檬

柠檬富含的维生素C和维生素P，能增强血管弹性和韧性，可预防和治疗高血压等心血管疾病。

（3）注意事项

水果也不宜吃过多，特别是部分寒热属性较强的水果，多吃容易造成上火或者腹泻等问题。合并有糖尿病的患者，应遵从糖尿病饮食原则，必要时，应咨询内分泌科医师。水果仅能辅助高血压的治疗，并不能起到控制血压的作用，故不能自行停服降压药物。若有不适，及时就诊。

12.

高血压患者饮什么汤有助于降压？

高血压患者可选用有降压作用的中药和食材，煲汤饮用，以辅助降压治疗。

（1）玉竹莲子瘦肉汤

主治：高血压合并食欲不振、懒言、乏力、心慌、失眠者。

配方：瘦猪肉600克，玉竹、去心莲子、百合各30克，去核红枣4个。

做法：将上述材料洗净，同放入锅内，加清水适量，武火煮沸之后，文火煮2小时，调味即可。

（2）山楂降压汤

主治：高血压合并高血脂者。

配方：山楂15克，瘦猪肉200克，植物油30克，姜5克，葱10克，盐5克，上汤1000毫升。

做法：山楂洗净待用，瘦猪肉洗净去血水，切成4厘米长、2厘米宽的块；姜拍松、葱切段。把锅放在中火上烧热，加入植物油，烧六成熟的时候下入姜、葱爆香，加入上汤，烧沸后下入瘦猪肉、山楂、盐，用文火炖50分钟即可。每日1次，每次吃瘦猪肉30～50克，饮汤。

（3）黄芪鲤鱼汤

主治：高血压合并食纳减少、心慌、浮肿、尿少者。

配方：鲤鱼1条，黄芪60克，糯米30克，生姜4片。

做法：黄芪和糯米洗净，鲤鱼去鳞及内脏，将糯米放入鱼肚内。起锅下油，把鲤鱼煎至微黄，将放入糯米的鲤鱼和黄芪一同放入锅内，加生姜以及清水适量，武火煮沸后，文火煮2小时，饮汤。

（4）玉米须炖猪手

主治：高血压合并头痛头胀、面红目赤、口干口苦、急躁易怒者。

配方：玉米须15克（鲜者30克），猪手2只，姜5克，葱10克，盐5克。

做法：玉米须洗净，捆成一把；猪手洗净，去毛，切成两半；姜切片，葱捆成一把。把猪手放在锅内，加入玉米须、姜、葱、盐，加清水1500毫升，放在武火上烧开，撇去浮沫，用文火炖煮1小时即成。每天1次，吃半只猪手，喝汤。

（5）山楂荷叶猪肉汤

主治：清肝泄热，消滞和胃。适用于肝郁化火、风阳上扰型高血压，症见头痛眩晕、面赤目红、烦躁易怒、口苦咽干、小便黄少、大便干结，舌质红或边红，脉弦数有力。

配方：瘦猪肉250克，山楂30克，荷叶半张，决明子30克，大枣4枚，调料适量。

做法：瘦猪肉洗净切块；山楂、决明子、大枣洗净；荷叶洗净切条，备用。砂锅内加水适量，放入山楂、决明子、大枣、荷叶，煎沸30～40分钟，去渣，加入猪肉块，煮熟后调味即成。每日1剂。

Question

13.

哪些中药煲粥
有助于降压 **?**

　　将一些有降压作用的中药和食材熬成粥的形式，更容易为患者所接受。

（1）芹菜粥

　　材料：粳米250克，芹菜（连根）120克，食盐、味精适量。

　　做法：芹菜切碎，粳米洗净后与芹菜一起下锅，加入适量清水，武火烧沸后，改用文火熬至米烂成粥，加入食盐、味精即可。

　　食疗功效：适用于高血压及冠心病等患者食用。

（2）海参粥

材料：海参30克，粳米60克。

做法：将海参浸透，剖洗干净，同粳米煮粥，空腹食之。

食疗功效：海参性味咸温，功能补肾益精、养血润燥，既可补虚又可软化血管，适用于治疗高血压。粳米与海参同用，治疗老年高血压甚为适宜。

（3）荷叶粥

材料：鲜荷叶1张，粳米100克，白糖适量。

做法：先将荷叶洗净煎汤，将汤与粳米同煮成粥，调入白糖。

食疗功效：可清热生津止渴，有降压、调脂、减肥功效，适用于高血压、高血脂、肥胖患者。

（4）山楂合欢粥

材料：生山楂15克，合欢花30克（鲜品50克），粳米60克，白糖适量。

做法：将山楂、合欢花一起入锅水煎，留汁去渣，放入淘洗净的粳米煮粥，粥熟加糖，再稍煮片刻即可。

食疗功效：解郁安神，活血化瘀。适用于气滞血瘀型高血压患者服用。

（5）何首乌大枣粥

材料：何首乌60克，粳米100克，大枣3~5枚，冰糖适量。

做法：何首乌加水煎浓汁，去渣后加粳米、大枣、冰糖适量，同煮为粥。

食疗功效：早晚食之，有补肝肾、益精血、乌发、降血压之功效。

（6）胡萝卜粥

材料：新鲜胡萝卜、粳米各适量。

做法：将胡萝卜洗净切碎，与粳米同入锅内，加清水适量，煮至米开粥稠即可。

食疗功效：健脾和胃，下气化滞，明目，降压利尿。适用于高血压以及消化不良、久痢、夜盲症、小儿软骨病、营养不良等患者。

（7）玉米须蜂蜜粥

材料：玉米须50克（鲜品100克），粳米100克，蜂蜜30克。

做法：将玉米须洗净，切碎，剁成细末，放入碗中备用。将粳米淘净，放入砂锅，加适量水，煨煮成稠粥，粥将成时调入玉米须细末，小火继续煮沸，离火稍凉后拌入蜂蜜即成。

食疗功效：滋阴泄热，平肝降压。适用于肝火上炎、肝阳上亢型高血压。

（8）豌豆糯米粥

材料：豌豆60克，红枣15枚，糯米100克。

做法：将豌豆、红枣去杂，洗净后放入温开水浸泡30分钟，与淘净的糯米同入砂锅，加水适量，小火煨煮1小时，待豌豆、糯米熟烂，呈开花状即成。

食疗功效：具有生津补虚、利湿降压的功效，适用于高血压、病后体虚、食欲不振、慢性肠炎、腹泻等患者。

（9）银耳粥

材料：银耳20克，红枣15枚，粳米100克。

做法：将银耳用冷水浸泡后洗净，撕开，放入碗中备用。将红枣洗净，去核，与淘洗干净的粳米同入砂锅，加水煨煮至半熟时加入涨发好的银耳，继续用小火煨至粥熟烂即成。

食疗功效：滋阴生津，益气降压。适用于各型高血压患者。

（10）荠菜粥

材料：荠菜250克，粳米100克。

做法：将荠菜洗净切碎与粳米同煮粥。

功效：有清热解毒、养肝明目、利水消肿之功。适用于高血压证属肝火上炎者。

Question

14.

老年高血压患者降压
应注意哪些问题

?

对于年龄≥65岁，血压持续或非同日三次以上测得坐位收缩压≥140毫米汞柱和（或）舒张压≥90毫米汞柱，可定义为老年高血压；若收缩压≥140毫米汞柱，舒张压<90毫米汞柱，则定义为老年单纯收缩期高血压（ISH）。

部分老年高血压患者的靶器官损害常缺乏明显的临床表现，容易漏诊，应进行综合评估并制定合理的治疗策略。

老年高血压患者降压治疗时，降压药应从小剂量开始，降压速度不宜过快，降压目标可放宽至150/90毫米汞柱以下，如能耐受可降至120/90毫米汞柱以下。治疗过程中需密切观察有无脑循环低灌注及心肌缺血相关症状、药物不良反应,对于高龄、体质较弱、多种疾病并存者尤应如此。老年高血压患者常同时存在多种心血管疾病的危险因素和(或)靶器官损害,应认真选择降压药物,避免因药物选择不当或矫枉过正,对患者产生不利影响。多数老年高血压患者需要联合应用两种以上降压药物,才能达到降压目标。

餐后低血压指进食所引起的低血压及相关症状(晕厥、衰弱、冠状动脉事件和脑卒中)。主要发生于早餐后,中餐和晚餐后也可发生。如果老年高血压患者出现餐后2小时内收缩压比餐前下降20毫米汞柱以上,或者餐前收缩压不低于100毫米汞柱,而餐后<90毫米汞柱,或者餐后血压下降未达到上述标准,但出现餐后心脑缺血症状(心绞痛、乏力、晕厥、意识障碍)者,三条符合一条即可诊断为餐后低血压。

由于老年人自主神经系统调节功能减退,更容易发生体位性低血压,因此在药物治疗初期以及调整治疗方案过程中,需要注意测量立位血压,避免因体位性低血压或过度降压给患者带来伤害。对于体位效应明显者,应根据其坐、立位血压判断血压是否达标。老年高血压患者伴有餐后低血压时应注意减少碳水化合物的摄入,提倡少食多餐,餐后保持坐位或卧位,降压药应在两餐之间服用。

动态血压监测有助于了解血压波动情况,条件允许时可作为老年高血压患者诊断及疗效监测的常规检查项目。家庭自测血压对老年高血压患者监测血压及疗效评估有重要价值,应鼓励老年高血压患者选择使用合适的袖带式电子血压计并掌握基本测量方法,加强血压的自我管理。

208

Question

15.

女性更年期血压升高如何调养？

　　更年期是女性从卵巢功能衰退开始一直到最后一次月经后一年这段时期，又称为围绝经期，多数在45～55岁。更年期开始，女性血液中的雌激素与孕酮水平显著降低，雄激素-雄烯二酮减少，出现血管舒缩障碍和神经精神症状，表现为潮热、出汗、情绪不稳定、不安、抑郁或烦躁等，心血管疾病包括高血压在绝经期后变得更多。有15%左右的更年期妇女会出现血压波动，常与紧张、劳累有关。

　　由于更年期血压升高的情况较为普遍，故更年期的调养变得尤为重要。

（1）饮食结构的调整

更年期的女性应注意低盐低脂清淡饮食，严格戒烟忌酒，禁饮咖啡、浓茶等容易兴奋中枢的饮料，避免晚餐过饱。

（2）心理干预

更年期期间，人体激素水平的变化导致更年期女性容易烦躁不安，而这些表现也容易反过来引起血压的不稳定变化，因此，更年期女性要学会正确宣泄不良情绪，保持良好的心态和心理平衡。可以多听一些旋律慢、频率低的平静和缓的音乐，陶冶人的性情，还可以参加心理咨询会，与心理学专家交流心得。

（3）积极运动

运动可以舒缓压力，可以舒展筋骨，可以强身健体，故更年期女性要积极参与户外活动，舒展身心，转移注意力，可以参加广场舞等活动，学习八段锦等传统医学中有益身心健康的项目。

（4）保持优质的睡眠

更年期女性应积极养成规律作息的习惯。睡前可以采取温水沐足、喝温牛奶等方法促进睡眠。若持续睡不好、睡眠质量不高，建议到医院就诊。

更年期血压升高的结局有两种可能：一种是更年期症状减轻后，血压也渐趋平稳，这时可逐步把降压药停掉；另一种是随着年龄增大，患者又并发了原发性高血压，这种情况就不能停用降压药，但可根据患者的血压情况，调整降压药的种类和剂量。

最后值得强调的是，一旦发现更年期血压升高，应及时到门诊就诊，规律监测自身血压情况，规律服用降压药物，切勿自行停药、改药。

16.

高血压患者如何根据季节不同进行调护 **?**

　　季节的变化会使血压产生波动。夏季由于血管处于扩张状态，加上出汗多，如果未能及时补充水分，可能会出现血压过低或较大波动，尤其是老年人易出现体位性低血压。冬季气温低，寒冷可使人体中枢神经系统功能紊乱，交感神经兴奋性增强，去甲肾上腺素分泌增加，引起周围毛细血管收缩，外周血管阻力增加导致血压升高。

　　高血压患者要注意生活调护，根据季节变化调整，保持健康的生活方式，冬季的晨练应在太阳升起后进行，并注意防寒保暖，冬天的运动量应比夏天小，且一定要在服药后再锻炼，夏季运动要注意补充水分，防止中暑。

在口服降压药方面应根据血压情况做出及时合理的调整。冬季可增加剂量或联合用药确保血压正常平稳，在夏季前逐步减少剂量或给药次数，确保血压平稳正常。

季节用药的增减须在医生指导下进行，患者不可自己调整降压药的剂量和种类。

17.

高血压患者能献血吗

 有人认为高血压就是血多了，因此，想用多献血的方式来防治高血压，这是一种错误的理解。

 根据卫生部制定的《献血者健康检查标准》，高血压患者属于不能献血的人群。因为高血压患者在献血时，心脏的冠状动脉易产生痉挛，可能引发一时性缺血，造成危险。另外，高血压患者的血液中可能会含有一定量的降压药成分，不利于输血患者。因此，一般情况下不允许高血压患者献血。

18.

高血压患者可以
泡温泉吗

?

　　高血压患者可以泡温泉，但需谨慎。研究表明，经常泡温泉对控制高血压有一定的辅助作用。在温泉中浸浴时，温泉中的微量元素可经过皮肤或者黏膜进入机体，对自主神经和中枢神经组织有一定的调节和平衡作用；经常泡温泉可以使基础心跳减慢，基础血压下降；泡温泉时患者肌肉和精神处于放松状态，可降低肾上腺皮质激素水平，减少心肌耗氧，使收缩压和舒张压均有一定程度的降低。

　　然而高血压患者泡温泉还是要慎重，因为急剧的温度变化会引起血压的剧烈波动，甚至有致命的危险，因此高血压患者泡温泉前要注意规律服药，在血压控制稳定的情况下方可泡温泉，泡温泉的时间应根据泉水温度来定，温度较高时不可长久浸泡，以每次不超过20分钟为宜，以免出现胸闷、头晕等症状。入水前先用温泉缓慢地擦拭身体，待适应温度后再进入，以免影响血管正常舒缩；出水时应缓慢起身，以防因血管扩张、血压下降导致头昏眼花而跌倒，诱发脑中风或心肌梗死。此外，泡温泉时注意补充水分，防止脱水引起血压剧烈波动，如果出现头晕、胸闷等不适，应马上离开，不可勉强继续。

19.

高血压会遗传吗

　　原发性高血压是一种遗传因素和环境因素相互作用引起的疾病。原发性高血压发病人群中20%～40%的血压变异是由遗传决定的，发病具有明显的家族聚集性。但是，先天遗传因素只是原发性高血压发生的一个内在因素，而且原发性高血压的发病尚未发现确定的易感基因，是否会发生原发性高血压与后天某些因素（例如体重、饮食、生活习惯等）的影响有密切关系，因此无论双亲是否有高血压，我们都要尽量避免容易造成高血压的不良习惯，如吸烟喝酒、熬夜、高盐饮食等。

20.

浴足可以帮助降压吗

　　浴足可以帮助降压。浴足是传统中医的外治方法之一，它主要利用中药，通过足部药浴，将药力通过穴位直达脏腑，并施以足部穴位按摩，疏通经气，调理气血，达到治疗作用。此法简便易行，安全可靠，无副作用。

　　现代药理研究表明，浸洗皮肤的药液中某些成分可经皮肤、汗腺、毛囊吸收渗透进入体内而产生药效，而浴足能使全身血液循环得到改善，促进小静脉回流，保持有效的血液循环，从而起到降低血压的作用。对于高血压患者而言，浴足可令其下肢血流量增加，可使头部的血流量相对减少，从而改善患者的睡眠。

推荐浴足方：怀牛膝30克，川芎30克，天麻10克，钩藤（后下）20克，夏枯草10克，吴茱萸10克，肉桂10克。

操作：上方加水2000毫升煎煮，水沸后再煮20分钟，取汁温热（夏季38~41℃，冬季41~43℃），倒进浴足盆内浴足30分钟，每日2次，浴足后卧床休息。

方解：高血压的主要病机在于肝肾阴虚、肝阳上亢。浴足方中怀牛膝、川芎、肉桂活血行气通脉，补益肝肾，配合吴茱萸、夏枯草疏肝解郁，引肝气下降，气降火亦降，天麻、钩藤清热息风、平肝潜阳。全方合用，含滋水涵木、釜底抽薪之意。

注意事项：浴足时，应避免水温过高而烫伤皮肤；若浴足液温度未冷却至适合的温度时，可采用熏洗法（双足置于药液上方而不要浸泡于内），待水温降至合适温度后，方可开始浴足；浴足时间宜选在睡前，浴足完毕后半小时内尽快卧床休息；饭前饭后30分钟内不宜进行浴足，以免影响消化；浴足时由于下肢血管扩张，会使血流量聚集在下肢，如患者出现面色苍白、头晕目眩等不适时应先暂停浴足；凡烧伤、烫伤、脓疱疮、皮肤病患者不宜浴足。

21.

针灸可以帮助降压吗

　　针灸可以帮助降低血压。针灸是我国传统医学的常用治疗手法，包括毫针刺法、灸法、电针法等。

　　中医学认为针灸可以滋养肾阴、平肝潜阳，调和患者自身阴阳，达到治疗的目的。

　　现代医学研究认为，内皮依赖性血管舒张功能障碍是高血压发病的机制之一。有研究发现，针刺可通过调节血管内皮细胞功能，调节缩血管物质与舒血管物质的动态平衡，从而降低血压。针灸还能通过调节神经降低血压。

　　治法：平肝潜阳，调和气血。以足厥阴肝经、足少阳胆经经穴为主。

主穴：百会、风池、太冲、合谷、曲池、三阴交。

配穴：肝火亢盛配行间、侠溪，阴虚阳亢配肾俞、肝俞，痰湿雍盛配丰隆、中脘，气虚血瘀配足三里、膈俞，阴阳两虚配关元、肾俞，头晕头重配太阳、头维，心悸失眠配内关、神门。

22.

耳穴压豆可以帮助降压吗

　　耳穴压豆能辅助降压。耳穴压豆是传统中医治疗的外用法之一，是使用丸状物贴压耳穴以治疗疾病的方法。它主要通过持续刺激穴位，调节人体自身阴阳，从而达到控制血压的目的。

　　推荐耳穴：降压沟、肾上腺、耳尖、交感、神门、心。

　　操作方法：耳廓常规消毒，消毒后一手固定耳廓，另一手用镊子夹取耳穴贴片，贴压耳穴并适度按揉。宜留置3～7天，根据病情可定期多次按揉。

　　注意事项：耳上有破溃者不宜耳穴压豆；如对胶布过敏，出现局部红、痒等，可改用不过敏材质贴敷，如因胶布贴压过久导致不适，应尽早更换；孕妇宜慎重选用，且不应给予过强刺激。

23.

药枕可以帮助降压

　　药枕运用得当可以帮助降压。药枕疗法在我国具有悠久的历史，是我国传统医学外治手法之一。药枕治疗高血压，是选用几种有效的药物，混合后放入粗型的粉碎机中粉碎，选用棉布缝制成小袋，将粉碎后的药物装入袋中制成枕头，让患者枕用的方法。

　　药枕药物组成：桑寄生150克，丹参200克，白菊150克，益母草150克，磁石200克，罗布麻120克，夏枯草100克，钩藤50克，川芎50克。

　　操作：上药混合，放入粉碎机中粉碎，粉碎后的颗粒直径不超过0.5厘米即可。选用棉布缝制成小袋，将上述经粉碎后的药物全部装入袋中，再将小袋放到患者平时用的枕头上面或嵌入平时用的枕头内，每次睡觉时枕在上面，每昼夜使用时间不短于6小时，清晨起床后用塑料袋将药枕封好，以减缓药物的挥发，达到延长药效的作用。

24.

高血压患者如何
预防中风

高血压是中风发病最主要的危险因素，因此
高血压患者需积极规范地接受治疗，以降低中风
的发病率。

（1）坚持降压治疗

降压药物治疗可有效预防中风。研究显示，
与未使用药物治疗相比，降压治疗可使中风风险
降低32%。因此，高血压患者及早及时治疗和控
制血压，尽早使血压达标尤为重要。

（2）积极戒烟

吸烟会引起交感兴奋、氧化应激，损害血管

内膜，导致血管收缩、血管壁增厚、动脉硬化，不仅导致血压升高，还增加中风的发生风险。

（3）不酗酒

研究显示，大量饮酒者中风发病风险可增加22%，中风死亡率比不经常饮酒者高3倍。

（4）合理膳食

高血压患者应注意合理膳食，特别是要减少盐的摄入，高盐膳食不仅是高血压发病的主要危险因素，也是中风发生发展的危险因素。每日食盐摄入量从9克降至6克可使中风发病率下降22%。

（5）运动锻炼

长期规律的运动锻炼可以提高神经认知功能，促进神经生长因子的分泌，通过调节神经内分泌系统提高身体对应激事件的保护能力，从而降低血压，减少中风的风险。流行病学调查显示，经常进行运动锻炼者中风的发生率和死亡率比平时不运动者可降低25%～30%。

（6）控制体重

与正常人群相比，超重和肥胖患者中风发病风险分别增加22%和64%，通过体育锻炼、健康饮食减轻体重的患者可显著降低中风的发病率。

（7）保持心态平和

高血压患者即使服用降压药，血压控制得很好，遇到不良刺激或发脾气时，也会使血压急剧升高，甚至发生中风，所以高血压患者应保持心态平和，在工作或生活中遇到不如意之事要泰然处之，做到胸襟宽广，开朗乐观。

（8）积极治疗糖尿病、血脂异常、颈部动脉粥样硬化、房颤等疾病

糖尿病和血脂异常是中风发病的高危因素，颈部动脉粥样硬化斑块破裂引起的血栓形成及房颤微小血栓的形成，可直接阻塞大脑血管导致脑栓塞。因此，对于高血压患者合并有糖尿病、血脂异常、颈部动脉粥样硬化、房颤等疾病的患者应积极治疗，将中风发病的风险降到最低。

25.

高血压患者如何
预防心肌梗死

　　心肌梗死是冠心病的一种严重类型，是由于给心脏供血的冠状动脉出现急性、持续性的缺血缺氧引起的心肌坏死。心肌梗死发病急骤，病死率高，严重威胁人们的生命健康。高血压是冠心病发病的重要危险因素，高血压可影响冠状动脉粥样硬化斑块的稳定性，增加心肌梗死的发病风险，因此高血压患者需积极预防心肌梗死的发生，主要可通过控制心血管病的危险因素达到预防控制的目的。

　　为了预防心肌梗死，高血压患者除了合理膳食、戒烟戒酒、控制体重等常规手段外，还要注意以下几点。

（1）控制血压

高血压合并冠心病的患者最好将血压控制在130/80毫米汞柱以下，优先选用β受体阻滞剂、ACEI或ARB类降压药物，必要时加用其他种类的降压药物。

（2）调节血脂

高血压合并血脂异常的患者需控制血脂水平，维持健康的生活方式，减少饱和脂肪酸、胆固醇的摄入，增加植物固醇的摄入，必要时需使用他汀类药物进行治疗。

（3）规范服药

对于已经诊断为冠心病的高血压患者，还需要启动冠心病二级预防，防止病情进一步进展出现心肌梗死，规范服用抗血小板类药物、β受体阻滞剂、ACEI/ARB、他汀类药物。

（4）控制血糖

高血压合并糖尿病的患者要积极控制血糖达标。

除了做到以上基础预防之外，还应学会识别心肌梗死先兆表现，如果突然出现胸闷、胸痛剧烈、大汗淋漓、濒死感、恶心呕吐等症状，或近期内频繁发作心绞痛，睡眠中出现心绞痛应及时到医院诊治，可以有效降低心肌梗死的发生率和死亡率。